Vitamine, Mineralstoffe, Enzyme & Co

Bé Mäder

Vitamine, Mineralstoffe, Enzyme & Co

Alle wichtigen Vitalstoffe im Überblick
Vorkommen, Funktionen, Mangelerscheinungen
Empfehlungen für den Tagesbedarf
Menüpläne zur Aktivierung des Stoffwechsels

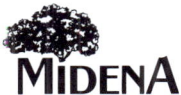

MidenA

Die Autorin: Bé Mäder führt eine eigene Praxis für Vitalstofftherapie und bildet im eigenen Kurszentrum Therapeuten für Vitalstoffbehandlung aus.

Hinweis: Die Inhalte des vorliegenden Ratgebers sind sorgfältig recherchiert und erarbeitet. Dennoch kann aus rechtlichen Gründen weder vom Autor noch vom Verlag eine Haftung oder Gewähr übernommen werden.

Die Deutsche Bibliothek – CIP-Einheitsaufnahme

Mäder, Bé:
Vitamine, Mineralstoffe, Enzyme & Co : alle wichtigen Vitalstoffe im Überblick: Vorkommen, Funktionen, Mangelerscheinungen; Empfehlungen für den Tagesbedarf; Menüpläne zur Aktivierung des Stoffwechsels / Bé Mäder. – Augsburg : Midena Verlag, 1998
ISBN 3-310-00154-7

Midena Verlag, Augsburg
© 1998 Weltbild Verlag GmbH, Augsburg
Alle Rechte vorbehalten

4. Auflage 1998
Umschlaggestaltung: S/L Kommunikation
Zeichnungen: M. Pirker, Zürich, S. 80 und 85,
Nestlé, Vevey, S. 64 und 65
Gestaltung Inhalt und Satzherstellung: Kneuss Satz AG, Lenzburg
Druck und Bindung: Neue Stalling, Oldenburg
Printed in Germany
ISBN 3-310-00154-7

INHALTSVERZEICHNIS

INHALTSVERZEICHNIS

INHALTSVERZEICHNIS

Vorwort

Unsere Erwartungen an unsere Gesundheit und unser Aussehen nehmen ständig zu: wir wollen fit sein, vor Gesundheit nur so strotzen, blendend und möglichst lange jung aussehen. Wir sind uns bewußt, daß Schönheit nicht nur ein Geschenk Gottes ist, sondern sehr viel mit Lebensführung und Körperbewußtsein zu tun hat. Nehmen wir die Chance wahr und ziehen wir Nutzen aus neuem und altem Wissen, für eine robuste Gesundheit und das Wohlbefinden ganz allgemein.

Solange der Mensch in enger Harmonie mit der Natur lebte und sich die Bevölkerung mehrheitlich aus bäuerlichen und halbländlichen Kreisen rekrutierte, war die unmittelbare und instinktive Beziehung zur richtigen Ernährung noch intakt. Auch ohne je etwas über Vitamine, Mineralstoffe, Spurenelemente usw. gehört zu haben, wußten die Menschen, welches Kräutlein, welche Frucht, welches Gemüse zu welcher Zeit gepflückt und wie angewendet werden mußte, um im Krankheitsfall Linderung oder Heilung zu bringen. Aufwendige Analysen und rationales Wissen waren Fremdwörter. Man vertraute überlieferten Erfahrungen. Dieses «Volkswissen» wurde über Jahrhunderte, ja Jahrtausende sorgsam gehütet und an die nächste Generation weitergegeben. Die tiefsten Geheimnisse der einzelnen Wirkstoffe dürften nur jene gekannt haben, die sich mit der Materie eingehend befaßt hatten.

Ein Leiden, gleich welcher Natur, ist immer auf eine Disharmonie, eine Funktionsuntüchtigkeit des Organismus zurückzuführen. Dieses Buch möchte dem Leser eine Basisinformation für eine körpergerechte Ernährung geben. Uraltes Wissen und neueste wissenschaftliche Erkenntnisse, was die Wirkung und das Vorkommen (Lebensmittel) der einzelnen Vitamine, Mineralstoffe, Enzyme, Spurenelemente usw. betrifft, sind die Grundlage dieses Ratgebers.

Ernährung

Die Ernährungslehre

Lavoisier (1743–1794) gilt als Begründer der modernen Chemie. Bis zu diesem Zeitpunkt lag sie in den Händen der Alchemisten, die vor allem versuchten, aus Blei Gold zu machen. Lavoisier ließ seine Erkenntnisse in Basiskonzepte einfließen, auf denen künftige Wissenschaftler aufbauen konnten. Die Erforschung des Menschen und seiner Umgebung nahm einen gewaltigen Aufschwung.

Dank der Forschungsarbeit von Lavoisier konnte die Ernährungswissenschaft Fuß fassen. Die Universität Gießen besetzte zu Beginn des 19. Jahrhunderts einen Lehrstuhl für Chemie mit Justus von Liebig. Er erkannte als erster die Wichtigkeit chemischer Reaktionen im menschlichen Organismus und kam zum Schluß, daß Bewegung und Aktivität, zwei wesentliche Merkmale von Leben, aus dem Zusammenspiel von Sauerstoff, Nahrung und den einzelnen Organen resultieren.

Von Liebig legte den Grundstein für die heutige Stoffwechsellehre. Die aufgenommene Nahrung wird durch den Verdauungsprozeß so umgewandelt, daß sie dem Organismus nutzbar gemacht werden kann. Die Nährstoffe ermöglichen Funktionen wie Bewegung, Wärmeproduktion, Fortpflanzung, Ausscheidung überflüssiger Nährstoffe, aber auch von Stoffen, die durch das Stoffwechselgeschehen anfallen und für den Körper ohne weiteren Nutzen sind. (Definition nach Dr. G. Schuitenmaker.)

Von Liebig unterteilte als erster die Nahrung in drei Kategorien:
– kohlenstoffreiche Nahrung (Gewinnung von Energie), heute Kohlehydrate
– stickstoffhaltige Nahrung (Eiweiß/Protein für Wachstum und Bewegung)
– Minerale (lebensnotwendig für den Aufbau des Körpers, z.B. für Knochen und Gebiß)

Von Liebig hat tierisches Fleisch als wichtigsten Eiweißlieferanten nachhaltig propagiert. Seine «Aufklärungsarbeit» wirft ihre Schatten bis in unsere Tage! Vitamine kannte man zu diesem Zeitpunkt noch nicht.

In München entdeckte Professor Carl von Voit, ein Schüler Liebigs, daß man Berechnungen über den Energiegehalt der Nahrungsmittel und den körpereigenen Energieverbrauch machen kann. Er unterteilte die Nahrung in:
– Kohlehydrate

– Eiweiß/Protein
– Fett
Carl von Voit ist auch Begründer der heutigen Methode der Kalorienbestim-
mung. Zu diesem Zeitpunkt wurde die Qualität der Nahrungsmittel an der
Menge der gelieferten Kalorien gemessen. Fazit war, daß Weißbrot als gesün-
der eingestuft wurde als Vollkornbrot. Weltweit wurde das Getreide geschält,
um so die Kalorienzahl zu erhöhen. Diese falschen Qualitätskriterien sind mitverantwortlich, daß die Wichtigkeit der Vitalstoffe erst spät entdeckt wurde.

Die Ernährung heute
Das Wissen über die einzelnen Nährstoffe ist heute schon sehr umfassend und
fundiert. Man weiß, was jeder Körper braucht. Was man noch nicht weiß, ist die
Menge der Nährstoffe, die der Organismus tatsächlich verbraucht. Eines steht
aber fest: die Menge variiert von Mensch zu Mensch. Sie ist abhängig von:
– körperlicher Aktivität
– geistiger Arbeit
– seelischer Belastung
– Lebenseinstellung
– Eigenheiten des Stoffwechsels
– Umwelt, Wohnsituation, Luft, Wasser usw.
– Lebensmittelqualität (Produktionsmethoden)
Es ist nun aber nicht so, daß man seinem Körper machtlos ausgeliefert ist. Viel-
mehr gilt es, seine Eigenheiten, auch was den Stoffwechsel betrifft, kennenzu-
lernen. Vorliegendes Buch schafft die dafür notwendigen Voraussetzungen.
Das Kennenlernen des eigenen Körpers ist auch ein Bewußtwerdungsprozeß.
Er unterstützt uns dabei, auf die körperlichen Eigenheiten angemessen zu rea-
gieren und bei der Ernährung die nötigen Korrekturen anzubringen.

Die falsche Ernährung
Die Biochemie des Körpers sorgt für das richtige Funktionieren unseres Stoffwechsels. Die Nährstoffe sind die Bausteine.
Wenn wir uns falsch ernähren und uns nicht körpergerecht verhalten, kommt es
zu Mangelerscheinungen. Wissen müssen wir, daß bei der heute kleineren Mus-
kelarbeit weniger Kalorien nötig sind als früher. Bei weniger Kalorien, d.h. bei

kalorienarmer Kost werden wir leider auch automatisch mit weniger Vitalstoffen versorgt.

Bei unserer modernen Lebensweise mit vermehrter geistiger Arbeit, oft geprägt von Hektik, Streß und Beziehungsproblemen, ist der Vitalstoffbedarf nicht gesunken, sondern gestiegen. Die Folge ist ein Vitalstoff-Defizit, das unbedingt ausgeglichen werden muß.

Da es uns nicht an Kalorien mangelt, äußern sich Mangelerscheinungen in anderer Form als bei unseren Vorfahren. Jedenfalls haben immer mehr Ärzte mehr zu tun, und wir schlagen uns mit Krankheiten herum, die früher weniger oder gar nicht bekannt waren und vor allem nicht im jugendlichen Alter auftraten. Zu erwähnen sind etwa Arthrose, Diskushernie (Bandscheibenschaden), Rheuma, Sklerodermie (Darrsucht, Austrocknung oder Quellung des Bindegewebes und der Gefäße).

Wir schwächen unseren Organismus zusätzlich mit Halb- und Fertigfabrikaten:
- Konserven; für die Haltbarmachung werden sie gekocht, pasteurisiert, homogenisiert, uperisiert usw.
- Fertigprodukte; sie durchlaufen meist mehrere Fabrikationsprozesse und verlieren mit jedem «Durchgang» Vitalstoffe.
- Denaturierte Lebensmittel; dazu zählen Weißmehl, weißer Zucker, geschälter und vorbehandelter Reis usw. Bei diesen Nahrungsmitteln werden alle wichtigen Vitalstoffe wie Enzyme, Vitamine, Mineralstoffe, welche die Natur einem Lebensmittel mitgibt, systematisch entfernt. Zurück bleibt ein Nahrungsmittel, das nur noch Kalorien liefert und dem alle lebenswichtigen Substanzen fehlen. Mehr darüber im Abschnitt «Vitalstoffräuber».

Die Halb- und Fertigfabrikate belasten unseren Organismus noch in anderer Form. Die Rede ist von den chemischen Zusatzstoffen wie Schönungs- oder Trübungsmittel, Stabilisatoren, Konservierungsmittel, Aromastoffe, Farbstoffe, Emulgatoren, Antioxydatien, Füllmittel usw. Man kennt heute rund 1000 Zusatzstoffe, davon werden 428 nach dem derzeitigen Stand der Wissenschaft als unschädlich angesehen. Man achte einmal darauf, wie viele Lebensmittel wieviele Zusätze haben.

Das Immunsystem ist diesem Ansturm von Zusatzstoffen häufig nicht mehr gewachsen. Der Organismus reagiert in vielen Fällen mit Allergien. Wir muten unserem Körper viel zu, wenn wir ihn den ganzen Tag mit Zusatzstoffen füttern.

Langsam, aber stetig wird an seiner Vitalität genagt, seine Lebenskraft zerstört, wenn wir nichts unternehmen.

Die chemischen Zusätze erhöhen unseren Vitalstoffbedarf wesentlich. Deshalb leiden die meisten Menschen in unserer hochzivilisierten Welt trotz Nahrungsmittelüberfluß an einem Vitalstoffmangel. Die vielen «Halbgesunden» sind eine direkte Folge unserer vitalstoffarmen Alltagsernährung:

– lustlose Menschen mit einer pessimistischen Lebenseinstellung
– depressive, antriebsschwache, apathische Menschen
– schlafgestörte, überreizte, überempfindliche Menschen, die nicht belastbar sind
– Menschen, die mit dem Leben nicht mehr fertig werden
– Kinder mit Schulschwierigkeiten
– Menschen, die sich nicht mehr wohlfühlen in ihrer Haut

Bei allen diesen Menschen besteht ein Vitalstoffmangel, sind doch die Vitalstoffe die eigentlichen Energielieferanten. Häufig kommt zur selbstverursachten Belastung ein schlechter Arbeitsplatz, der auf individuelle Bedürfnisse nicht Rücksicht nimmt (Luft- und Lichtverhältnisse, Einrichtung usw.)

Die Harmonie des Körpers

Der Mensch ist Teil der Natur wie ein Baum, wie ein Fisch oder Vogel oder wie irgend etwas, das auf dieser Erde lebt und sich entfaltet. Nur diese ungezwungene, sanfte Einordnung unseres Körpers in die Natur als Ganzes erlaubt es uns, den Körper zu beherrschen. Handeln wir diesen Gesetzen zuwider, beherrscht der Körper uns. Er macht uns Probleme und Beschwerden, wir leiden unter ihm, ja wir gehen an ihm zugrunde, er, der uns doch Leben schenkt.

Das Bild der Bäume läßt sich gut auf den Menschen übertragen. Eine Tanne braucht nicht das gleiche Umfeld und die gleiche Nahrung wie eine Eiche oder ein Haselnußstrauch. Genau gleich verhält es sich mit dem Menschen. Zu schnell und zu gerne wird der menschliche Stoffwechsel in ein Einheitsschema gepreßt, und plötzlich soll für alle Menschen das gleiche gut und richtig sein. Wichtig ist, daß wir die Eigenheiten unseres Körpers kennenlernen und die Veranlagungen (Vererbungen) berücksichtigen.

Betrachten wir den Körper als Zellstaat. Er hat wie jedes Staatsgebilde den Wunsch nach Ruhe und Ordnung im Innern. Er mag keine Arbeitslosen, keine

Schmarotzer, er möchte allen Zellen ein blühendes Leben garantieren, ungestört von Feinden und Hindernissen im Innern.

Für diese innere Ruhe und Ordnung sorgt – auch wenn das nicht mit letzter Sicherheit bewiesen werden kann, mögen die Erfahrungen noch so aussagekräftig sein – eine optimale Ernährung im Sinne einer umfassenden Versorgung mit Vitalstoffen. Sie ermöglicht einen reibungslosen Ablauf der Körperfunktionen und ist dafür verantwortlich, dass jede einzelne Zelle beschäftigt und mit der Arbeit zufrieden ist, die sie innerhalb des Ganzen zu leisten hat.

Die meisten Menschen lassen sich von der Hektik des Alltags absorbieren. Sie haben verlernt, auf ihren Körper zu hören. Sie wissen nicht mehr, was ihm guttut und was es bedeutet, wenn Körper und Seele harmonisch im Gleichgewicht schwingen.

Dieses Buch soll das Interesse wecken, den eigenen Körper wieder ernst zu nehmen und ihm bei Mangel die notwendige Unterstützung zukommen zu lassen. Der Körper soll dem Menschen dienen, er soll Freude bereiten und nicht die Lust am Leben einschränken. Alles, was lebt, hat einen natürlichen Ablauf. Doch damit das Leben natürlich, d.h. ungestört ablaufen kann, braucht der Körper gewisse Substanzen. Kein Feuer brennt ohne Sauerstoff, doch brennt es auch nicht ohne Brennstoff. Fehlt er, schließt sich der Kreislauf nicht, er ist gestört.

Die wichtigsten Nährstoffe

Die Lebensmittel werden in Nährstoffgruppen unterteilt.
– Eiweiß oder Proteine
– Kohlehydrate
– Fett
– Wasser
– Vitalstoffe: Vitamine, Mineralstoffe, Enzyme, Spurenelemente

Die Unterteilung in Nährstoffgruppen ist dann von Bedeutung, wenn es darum geht, die spezifischen Bedürfnisse des Körpers herauszufinden. Auch bei Krankheiten oder Vererbungen, die einen Verzicht auf bestimmte Nahrungsmittel verlangen, muß man die Nährstoffgruppen kennen.

Eiweiß oder Protein

- Eiweiß wird zum Ersetzen aller nicht mehr lebensfähigen Zellen benötigt.
- Eiweiß ist am Aufbau des Strukturgerüstes aller Zellen beteiligt.
- Eiweiß braucht es für die Bildung von Enzymen, Hormonen und Abwehrstoffen.
- Eiweiß hilft, den Stoffwechsel zu steuern.
- Eiweiß hilft, den Blutzucker zu stabilisieren.
- Eiweiß übt eine Trägerfunktion aus: Es kann vorübergehend bestimmte Substanzen wie Vitalstoffe aufnehmen, sie für das Blut transportfähig machen und sie zum gewünschten Ort transportieren.
- Eiweiß ist wichtig für die Bluteiweiße, z.B. die Albumine. Ohne diesen Stoff kann der Körper das Wasser nicht ausscheiden.
- Eiweiß sorgt für volles, gesundes Haar, straffe Haut und eine schlanke Linie (Wasserausscheidung).
- Pflanzliches Eiweiß muß mit anderen Nahrungsmitteln kombiniert werden, damit alle lebensnotwendigen Aminosäuren enthalten sind, was für die optimale Verwertung notwendig ist. Folgende Kombinationen sind ideal:
  - Kartoffeln in Kombination mit dem Ei (6 kleine Kartoffeln und 1 Ei)
  - Mais in Kombination mit grünen Bohnen
  - Reis, Hirse, Weizen in Kombination mit Zuckererbsen, Kichererbsen, gelben Erbsen und Bohnen

Tierisches Eiweiß

- alle Fleischsorten
- alle Fischsorten
- Meeresfrüchte
- Milch (Kuhmilch, Ziegenmilch, Schafmilch usw.)
- Milchprodukte: Käse, Joghurt, Kefir, Quark
- Eier

Pflanzliches Eiweiß

- Nüsse: Walnüsse/Baumnüsse, Haselnüsse, Mandeln, Pekannüsse usw.
- Kerne: Sonnenblumenkerne, Kürbiskerne, Pinienkerne usw.
- Samen: Mohnsamen, Sesamsamen usw.

– Hülsenfrüchte: Zuckererbsen/Kefen, gelbe Erbsen, Linsen, Kichererbsen, Sojabohnen, Sojaprodukte
– alle Bohnenarten

Je nach Stoffwechsel benötigt der Körper 0,4–0,9 g Eiweiß je Kilogramm Soll-Körpergewicht (Idealgewicht). Bei Leistungssport oder bei anderer Belastung wie Schwangerschaft und Stillzeit steigt der Bedarf auf 1,2 g je Kilogramm Körpergewicht.

Menschen mit vegetarischer Ernährung müssen die Eiweißversorgung im Auge behalten. Häufig wird das tierische Eiweiß mit Süßigkeiten kompensiert. Man spricht vom Pudding-Vegetarismus. Wenn das Verhältnis Eiweiß – Kohlehydrate nicht mehr stimmt, reagiert der Körper mit Dauermüdigkeit bis zur Erschöpfung und um die Augen bilden sich dunkle Ringe.

Eiweißmangel – Auswirkungen

– Allgemein: dauernde Müdigkeit, abgekämpftes Aussehen, ungenügende Belastbarkeit, Blutarmut, Anfälligkeit für Infektionen, zu tiefer Blutzuckerspiegel, niedriger Blutdruck. Der Körper bildet zu wenig Enzyme.
– Muskulatur: weiche und schlaffe Muskeln. Alles scheint zu hängen (gebeugter Rücken, Hängebusen), was zu einer schlechten Körperhaltung führt. Die Füße werden rund, der Gang eckig.
– Haut: dünn, faltig, unelastisch, Verlust der Spannkraft. Man altert frühzeitig. Die Haut sieht ledrig und starr aus.
– Haare: schlechter Haarwuchs, struppiges, schlecht frisierbares Haar
– Augenpartie: Tränensäcke
– Nägel: spröd und rissig
– Organe: die inneren Organe senken sich infolge Muskelerschlaffung
– Körper: wirkt aufgedunsen

Sieht das nicht alles nach frühzeitigem Altern aus? Wenn man einem zu rasch alternden Körper vorbeugen will, sollte man genügend Eiweiß zu sich nehmen. Niemand ist vor dem Alter gefeit, aber krank und häßlich braucht man dennoch nicht zu werden.

Es gibt Stoffwechsel, die mit dem Verbrennen von tierischem Eiweiß mehr Mühe haben als mit dem Verbrennen von pflanzlichem.

Eiweißüberschuß/falsches Eiweiß – Auswirkungen
Zuviel Milcheiweiß (alle Käsesorten, Joghurt, Quark, Milch und Milchmixge-
tränke, Magermilchpulver, das in vielen Lebensmitteln enthalten ist; Produk-
tezusammensetzung genau durchlesen):
– Gelenke: Verdickung der Fingergelenke
– Verdauung: Verstopfung
– Gewichtszunahme: der Oberkörper nimmt zu, Hals und Kinnpartie verdicken
  sich
– allgemein: Kopfweh
– Allergien: allergische Reaktionen in Form von Asthma und verschleimte Bronchien sind möglich

Zuviel Fleisch:
Zu dieser Gruppe gehören vor allem die Rheumatiker, Arthritiker und Aller-
giker. Damit der Körper das Fleisch richtig verdauen kann, müssen die Ver-
dauungssäfte von einwandfreier Qualität sein.
– Gewicht: hauptsächlich Zunahme an Bauch und Gesäß
– Gesicht: es entwickeln sich tiefe Augenringe
– Körper: Verschlackung
– Schmerzen: Rheumatiker und Arthritiker haben vermehrt Schmerzen
– Allergiker: noch anfälliger für weitere Allergien

Pflanzliches Eiweiß
Nüsse:
– können Allergien auslösen oder die Viren von Aphthen und Herpes fördern

Fette

– Speicher- und Reservefunktion: Der Körper benötigt Fett, um Speicher- und
  Reservesubstanz zu bilden. Der Vorratsspeicher ist zugleich Polsterung der
  Organe (Nieren und Därme). Der Organismus wandelt vor allem alle überschüssigen Fettkalorien in Depotfett um und lagert dieses in das Gewebe
  unter der Haut ein. Ein schöner, wohlgeformter Körper braucht eine Fett-

schicht von 5 mm bis 15 mm, sonst wird er zum «Klappergestell». Diese Fettschicht ist auch Isolation bei Kälte.

- Hormonbildung: Die Fettsäuren der pflanzlichen Öle benötigt der Körper für die Hormonbildung, mehr dazu im Kapitel über Vitamine.
- Energielieferant: 1 g Fett liefert 9 kcal, doppelt soviel wie Eiweiß und Kohlehydrate. Vor allem bei Kälte verzehrt der Mensch gerne fetthaltige Lebensmittel.
- Transportmittel: Das Fett transportiert im Stoffwechsel fettlösliche Stoffe wie Vitamine, Carotene und Steroide.
- Aufbaufunktion: Wichtige Funktion, ähnlich dem Eiweiß. Zu diesem Zwecke verbinden sich Fett und Eiweiß zu den sogenannten Lipoproteinen, z.B. Cholesterin. Diese sind wichtig für die Zellstruktur und die Nerven. Eine weitere Gruppe sind die Phospholipide, die sich im Hirn und in den Nerven befinden. Das bekannteste in der Ernährung ist das Lecithin.
- Galle: wichtig für die Galleproduktion

Bei den Fetten unterscheiden wir zwischen pflanzlichen und tierischen. Unser Körper benötigt etwas Fett, um die Galleproduktion anzuregen, die Hormone zu bilden, Körperwärme zu produzieren und zur Energiegewinnung.

Tierische Fette
- Talg
- Schmalz
- Butter
- Sahne/Rahm
- Lecithin aus Eigelb

Pflanzliche Fette
- alle Fette aus pflanzlichen Produkten, z.B. Kokosfett, Kakaobutter
- alle Öle aus pflanzlichen Produkten, z.B. Olivenöl, Distelöl, Sonnenblumenöl, Sojaöl, Maiskeimöl, Weizenkeimöl usw.
- Lecithin aus der Sojabohne

Bei den Fetten wird zusätzlich zwischen gesättigten, ungesättigen und hochungesättigten Fetten unterschieden. Mehr darüber im Kapitel über Vitamine.

Der Fettbedarf

Der tägliche Fettbedarf hängt vor allem von der Art der körperlichen Tätigkeit ab. Als leichtere körperliche Arbeit bezeichnet man z.B. die Tätigkeit im Büro. Als schwere körperliche Arbeit sind Landarbeit, Waldarbeit und die Tätigkeit in der Schwerindustrie usw. einzustufen.

Fettbedarf bei leichter Arbeit	40– 60 g täglich
Fettbedarf bei schwerer Arbeit	50–100 g täglich

Als grober Richtwert gilt ungefähr ein Bedarf von 1 g pro Kilogramm Körpergewicht täglich. Ältere Menschen mit wenig Aktivitäten brauchen ca. 0,8 g pro Kilogramm Körpergewicht, Kinder je nach Alter 1,5–1,8 g. Diese Angaben basieren auf dem Idealgewicht und nicht auf dem Ist-Gewicht.
Leider ist der Fettkonsum vieler Menschen viel zu hoch. Fett verfeinert einerseits den Geschmack der Speisen, anderseits wird es bei vielen Fertigprodukten als billiges Füllmaterial (mehr Gewicht) eingesetzt. Aber auch beim Fett soll man unterscheiden zwischen den natürlichen fetthaltigen Lebensmitteln und den künstlich fabrizierten.

Welches Fett oder Öl wann und wofür?
– Brotaufstrich: Butter oder Reform-Margarine
  Tip: Keine Light-Produkte, sie enthalten zu viele Zusatzstoffe. Es ist sinnvoller, seinen Fettkonsum zu drosseln.
– Salatöl: für Salate nur kaltgepreßte Öle (reich an ungesättigten Fettsäuren) verwenden. Es muß als «kaltgepreßt» deklariert sein. Erklärungen wie «biologisch wertvoll» sagen nichts über die Qualität aus. «Kaltgepreßt» ist ein weltweit akzeptierter und geschützter Begriff. Diese Öle sollten nur für Salate verwendet werden. Eine gesunde Ölmischung für den Vorrat (1 Woche haltbar) kann man selber herstellen:
● 1 Teil Olivenöl (enthält die Ölsäure, wichtig für Cholesterinspiegel und Gallenfluß)
● 1 Teil Distelöl oder Sonnenblumenöl (enthält die Linolsäure, wichtig als essentieller Nährstoff)
● 1 Teil Leinsamenöl (enthält die a-Linolensäure, wichtig für die Bildung der Gewebshormone)

Wichtig: Wegen des Olivenöls darf das Öl nicht im Kühlschrank aufbewahrt werden. Die angebrochene Leinsamenöl-Flasche aber unbedingt im Kühlschrank aufbewahren (wird rasch ranzig).

– Zum Dünsten: Butter, Sonnenblumenöl, Erdnußöl, Olivenöl
– Zum Braten: Kokosfett oder Erdnußöl

Diese Fette schädigen die Gesundheit

– Braune oder schwarze Butter. Die Eiweißbestandteile der Butter werden durch das Überhitzen verbrannt und belasten die Leber. Die frische Butter stets unter die bereits gegarten Speisen mischen.
– Überhitzte und überalterte Fette. In dieser Beziehung kann man nicht vorsichtig genug sein. Jedes auch nur leicht ranzige oder zu oft erhitzte Fett (Fritierfett) überfordert unsere Leber und ruiniert jedesmal ein paar Leberzellen. Sie können sich am besten schützen, indem Sie Ihre Nase trainieren und überall, wo es nach schlechtem und überhitztem Fett riecht, auf eine warme Mahlzeit verzichten.
– Mineralische Fette (Vaselinöl und vor allem Paraffinöl) eignen sich nicht als Nahrung. Hin und wieder werden sie noch in Schlankheitsdiäten oder als Abführmittel empfohlen. Weil unser Körper die mineralischen Fette nicht resorbieren kann, werden durch sie auch die fettlöslichen Vitamine gebunden und an ihrer Wirkung gehindert.

Zuviel Fett in der Ernährung

Die normale und gesunde Reaktion eines Körpers auf zuviel Fett ist die Gewichtszunahme. Eine weniger gesunde Reaktion ist der erhöhte Cholesterin- oder Triglyceridspiegel.

Zuwenig Fett in der Ernährung

Auf diesen Mangel reagiert der Körper vor allem mit sehr trockener Haut und dünnem, mattem Haar. Fettarm ernährte Menschen sind auch nervlich dünnhäutig. Weil das Fett in der Nahrung fehlt, ist die Gallebildung vielfach ungenügend. Diese Menschen sind häufig untergewichtig.

Fettunverträglichkeiten

Nicht jeder verträgt jeden Fettstoff.

– Olivenöl: verursacht bei vielen Menschen Durchfall

– Milchfett: kann eine schwere Akne entlang den Lymphbahnen auslösen. Diese Akne ist am Hals und dem Unterkiefer entlang am schlimmsten. Das Milchfett benötigt im Verdauungsprozeß keine Galle. Hat nun die Bauchspeicheldrüse Mühe mit der Enzymbildung von Lipasen, gelangen die Milchfette nicht fein abgebaut in die Lymphe und verursachen in den Lymphbahnen und -knoten große, entzündliche Pusteln. Milchfett kann ebenfalls eine allergische Reaktion erzeugen wie Asthma und verschleimte Bronchien. Bei Unverträglichkeit jede Art von Milchfett meiden:

Verboten
Butter
Sahne/Rahm und teilentfettete Sahne/Rahm
Vollmilch
Vollmilchjoghurt
Sahnequark/Rahmquark
Eiscreme mit Sahne/Rahm

Erlaubt
Reform-Margarine ohne Butterzusatz
Magermilch oder Mandelmilch
Magermilchjoghurt
Magerquark/Blanc battu
Fruchtsorbet

– Diverse Fette: Alters- und Leberflecken können ebenfalls ein Hinweis darauf sein, daß ein Fett verzehrt wird, das der Körper nicht richtig abbauen kann, z.B. Mascarpone, geräucherter Aal, geröstete Nüsse. Da muß jeder sein eigener Detektiv sein.

Bei Fertigprodukten immer die Zusammensetzung lesen.

Kohlehydrate

Die Kohlehydrate zählen zu den Hauptnährstoffen. Sie entstehen in den Pflanzen und bilden zum Teil ihre Gerüstsubstanz (Cellulose) oder Stärke als Reserve für den Keimling. Die Kohlehydrate sind als Dickmacher in Mißkredit geraten, sehr zu unrecht: Kartoffeln machen Kopfweh!

Dabei ist erwiesen, daß dafür nicht die Kohlehydrate verantwortlich zu machen sind, sondern die Fette.

Bei zu geringer Kohlehydrataufnahme kann die Leber dank eines Enzyms Proteine in Kohlehydrate umwandeln. Dem Stoffwechsel gehen dadurch Eiweiße für andere wichtige Körperfunktionen verloren. Eigentlich keine wünschenswerte Reaktion.

Unser Stoffwechsel benötigt die Kohlehydrate:

- Zu Traubenzucker abgebaut, werden die Kohlehydrate fast von allen Körperzellen genutzt. Gehirnzellen, rote Blutkörperchen und das Nierenmark sind auf Traubenzucker als Energiequelle angewiesen.
- Kohlehydrate können im Stoffwechsel die Ketose-Bildung verhindern (kohlehydratfreie Diäten) und beugen dadurch Stoffwechselschäden vor.
- Stärke (Getreide, Kartoffeln) dient zur Bildung der körpereigenen Reservestärke Glycogen. Der Erwachsene hat ca. 100 bis 110 g Glycogen in der Leber und etwa 205 g Glycogen in der Muskulatur.
- Mucopolysaccharide üben eine Funktion bei den Abwehrreaktionen des Körpers aus.
- Polysaccharide, die mit der Nagel- und Haarsubstanz verwandt sind, kommen in den organischen Grundsubstanzen von Knochen und Bindegewebe vor und üben Schutzfunktionen aus.
- Kohlehydrate halten den Wasser- und Elektrolythaushalt aufrecht, auch wenn wenig Kohlehydrate gegessen werden.
- Die Kohlehydrate regen die Verbrennung an, und es ist für den Stoffwechsel am leichtesten, daraus Energie zu gewinnen. Mit zuwenig Kohlehydraten in der täglichen Nahrung wird die Verbrennungsleistung des Stoffwechsels beeinträchtigt.

Der tägliche Kohlehydratbedarf liegt bei 6 bis 8 g je Kilogramm Körpergewicht (Idealgewicht, nicht Istgewicht).

Natürliche Kohlehydrate
- Früchte
- Gemüse
- Hülsenfrüchte
- Vollkorngetreide
- Kartoffeln
- Topinambur

Denaturierte Kohlehydrate
- Weißmehl, Ruchmehl usw.
- weißer Zucker
- Süßigkeiten
- Konserven

Konzentrierte Kohlehydrate
(natürliche)
- Honig
- Birnendicksaft
- Ahornsirup
- Panela
- Malz

Konzentrierte Kohlehydrate
(denaturierte)
- Zucker
- Traubenzucker
- Fruchtzucker
- Milchzucker

Natürliche Kohlehydrate – Früchte

Ananas
Inhaltsstoffe: Enzyme, Bromelaine, Kalium, Zink, Vitamin C

positiv
- fördert die Verdauung
- hilft bei der Wasserausscheidung
  (wird heute eingesetzt bei Schlankheitskuren)

negativ
- fördert die Viren für Aphthen
- stark saure Frucht (bei Säureempfindlichkeit nicht geeignet)

Apfel
Inhaltsstoffe: reich an Magnesium, Eisen, Silizium und Kalium

positiv
- reinigt den Darm
- beseitigt Verstopfung
- der Apfelsaft ist ein gutes Mittel gegen Fieber und Entzündungen

– auf leeren Magen gegessen leicht abführende und harntreibende Wirkung
– das in der Schale enthaltene Pektin beeinflußt den Fettstoffwechsel

negativ
– bei zu wenig Magensaft wird der Apfel im Magen nicht vertragen

Aprikose
Inhaltsstoffe: organisches Eisen, Silizium. Eine der wertvollsten Quellen für organisches Fett und Vitamin A. Die Frucht erst dann essen, wenn sie das richtige Reifestadium hat: die Haut gibt auf einen leichten Fingerdruck nach.

positiv
– sehr nahrhaft (Tänzer essen sie nach der körperlichen Anstrengung)
– blutbildend
– aufbauend (Knochen, Zähne, Nägel, Haare)

negativ
– bei Candida-albicans-Befall (Infektion durch den Pilz Candida albicans) im Darm besser darauf verzichten
– bei immer wiederkehrender Blasenentzündung

Banane
Inhaltsstoffe: viel Kalium und viele Spurenelemente. Invertzucker. Die Banane gehört zu den nicht «sauren» Früchten.

positiv
– gut verträglich im Magen-Darm-Trakt und in der Leber
– gut sättigend

negativ
– bei zu wenig Magensaft stopfende Wirkung
– vereinzelt werden Allergien ausgelöst

Birne
Inhaltsstoffe: enthalten viele Mineralien, vor allem Kalium, Calcium, Zink
positiv
– gut reife Früchte wirken positiv auf die Leber

negativ
– wirken kühlend auf die Harnwege
– Nicht geeignet bei Reizblase sowie Blasenentzündung. Bei empfindlichen Personen kann die Birne eine Blasenentzündung auslösen.

Feige
Inhaltsstoffe: reich an Kalium, Calcium und Magnesium
positiv
– In Wasser eingeweichte Trockenfeigen sind eines der besten natürlichen Abführmittel.
– zur Linderung von Hämorrhoiden
– bei Erkrankung von Leber und Galle
– Früher wurde eine Milch-Feigensaft-Mischung gegen eine Reihe von Erkrankungen verwendet. Diese Mischung gehörte zur ersten Enzymbehandlung.
negativ
– bei Hypoglykämie (Absinken des Zuckers unter den Normalwert) und Diabetes (Zuckerkrankheit)

Grapefruit
Inhaltsstoffe: hoher Gehalt an Kieselsäure, Kalium, Fruchtsäuren, natürlichem Zucker und anderen alkalischen Stoffen
positiv
– kann anorganische Calciumdepots abbauen, die sich in Knorpeln, Gelenken und Muskeln bilden
– frischer Grapefruitsaft wirkt fiebersenkend
– das Pektin senkt den Cholesterinspiegel
negativ
–Vorsicht bei Mineralstoffmangel
–Vorsicht bei Arthritis und Arthrose

Heidelbeere, Schwarz- und Blaubeere
Inhaltsstoffe: 7% Gerbstoff. Größter Mangananteil unter den Früchten. Der blaue Farbstoff ist ein antibakteriell wirkendes Anthocyan.

positiv
– Eines der besten natürlichen Mittel gegen Durchfall: 50 bis 100 g trockene
  Heidelbeeren gründlich kauen und schlucken oder in Wasser aufquellen
  lassen und samt Flüssigkeit essen. Anstelle von Wasser können die Früchte
  auch in einen herben, gerbstoffhaltigen Rotwein eingelegt werden. Dies ist
  sehr beliebt.
– Als Gurgelmittel bei Halsentzündung: Beeren so lange kochen, bis der
  Absud dunkel ist (zeigt an, daß der antibakterielle Farbstoff gelöst ist)
– in der Volksmedizin gegen rheumatische Erkrankungen

Himbeere
Inhaltsstoffe: tiefer Natriumgehalt, dafür sehr viel Magnesium, Calcium,
Phosphor und Kalium

positiv
– beliebtes und wirksames Fiebergetränk (Himbeersaft)
– krampflösend bei Gallenleiden
– ausgesprochen magenverträglich
– verdauungsfördernd

negativ
– Bei Zahnprothesen «verirren» sich die Kerne gerne unter die Prothese
  (Himbeeren durch ein Sieb passieren).

Holunderbeere
Inhaltsstoffe: zählt zu den registrierten Heilmitteln

positiv
– Die *reifen* Beeren sind ein mildes Abführmittel, allerdings darf man nur
  sehr wenig davon essen.
– Beim Einkochen darauf achten, daß keine unreifen Beeren, die oft neben
  den reifen an den Dolden hängen, mitverwendet werden. Kenner kochen
  deshalb den Holunder nicht sofort nach der Ernte ein, sondern lassen ihn
  2 bis 3 Tage in der Sonne nachreifen. So wird der Giftstoff abgebaut.
– Die *getrockneten* Beeren wirken gegen Durchfall, ähnlich wie die Heidelbeeren. Pfarrer Kneipp setzte sie gerne dafür ein.

negativ
- In größeren Mengen erzeugen sie Übelkeit und Erbrechen. Dafür verantwortlich ist der Stoff Sambun grin, der besonders in den unreifen Beeren
konzentriert vorkommt.
- Unverträglichkeit bei Schleimhautentzündungen im Magen-Darm-Trakt

Holunderblüte (Tee)
Inhaltsstoffe: Flavonoide
positiv
- schweißtreibend
- fiebersenkend
- antirheumatisch
- antiallergisch
- stärkt die Abwehrkräfte
- einer der wirksamsten Grippe-Tees

Johannisbeere (rot und weiß)
Inhaltsstoffe: rote und weiße Johannisbeeren haben von allen Beeren den
höchsten Fruchtsäuregehalt
positiv
- verdauungsfördernd
- Die Pektine binden die Giftstoffe im Darm und machen sie auf diese
Weise unschädlich
- Der Saft der roten Beeren ist ein guter Essig-Ersatz
negativ
- nicht geeignet bei Säureempfindlichkeit
- nicht geeignet bei Arthrose und Arthritis
- nicht geeignet bei Schleimhautentzündungen im Magen-Darm-Trakt

Johannisbeere (schwarz)
Inhaltsstoffe: hoher Anteil an Kalium, Calcium, Mangan und Vitaminen
positiv
- Vitamin-C-Spender
- der dunkle Farbstoff wirkt reinigend

negativ
– nicht geeignet bei Säureempfindlichkeit
– nicht geeignet bei Arthrose und Arthritis

Kirsche (süße schwarze Frucht)
positiv
– reinigend und entschlackend
negativ
– können Blähungen verursachen
– bei Darmentzündungen

Kiwi
Inhaltsstoffe: viele Mineralstoffe, hoher Vitamin-C-Gehalt
positiv
– die Fruchtsäure wirkt anregend
– Vitamin-C-Spender
negativ
– weniger geeignet bei Magen-Darm-Reizungen und Säureempfindlichkeit

Mango
Inhaltsstoffe: leicht verwertbare Kohlehydrate
positiv
– eine der bestverträglichen Früchte
negativ
– die Aromastoffe können Allergien auslösen

Melone
Inhaltsstoffe: viel Wasser, Mineralien
positiv
– dank hohem Wassergehalt bestens geeignet für Schlankheitskuren
– bei Hypoglykämie (Absinken des Blutzuckers unter den Normalwert)

negativ
– eher schwer verdaulich
– schlechte Verträglichkeit in Kombination mit anderen Früchten

Orange/Apfelsine
Inhaltsstoffe: Vitamin-C-Spender, Fruchtsäure

positiv
– die Fruchtsäuren wirken belebend
– durstlöschend

negativ
– ungeeignet bei starken Blähungen
– ungeeignet bei Leber-Galle-Schwäche
– ungeeignet bei Arthrose und Arthritis
– fördert die Viren von Aphthen und Fieberblasen
– die Fruchtsäure fördert den Haarausfall bei Säureempfindlichen
– ungeeignet bei Blasenentzündungen

Olive (Ölfrucht)
Inhaltsstoffe: Ölsäure. Grüne Oliven (unreif) sind weniger ölhaltig als schwarze Oliven (reife).

positiv
– die Ölsäure regt die Gallenbildung an

negativ
– bei Olivenöl-Unverträglichkeit Durchfall möglich

Papaya
Inhaltsstoffe: eiweißspaltende Enzyme, Mineralstoffe. Die Samen enthalten das Ferment Papin (getrocknet als Gewürz verwenden).

positiv
– sehr verträglich (ohne Samen) bei Schleimhautentzündungen

negativ
– nicht geeignet bei Magenkrankheiten

Pflaume (gilt auch für Reineclaude und Mirabelle)
Inhaltsstoffe: Pektine und Rohfasern
positiv
- verdauungsfördernd
- in der Volksmedizin bei Leberleiden, Arterienverkalkung, Gicht und Rheuma
- in Armagnac oder Obstsaft eingelegte Pflaumen sind ein mildes Abführmittel

negativ
- Rohe Früchte sind Träger von Hefebazillen, welche auch durch Waschen schwer zu entfernen sind. Sie können bei empfindlichen Menschen starke Blähungen verursachen.
- bei Candida-albicans-Befall (Pilzbefall im Darm) und wiederkehrenden Blasenentzündungen keine Pflaumen essen.

Preiselbeere
Inhaltsstoffe: Der Fruchtsäureanteil macht sie so sauer, daß man sie roh kaum essen kann. Hinzu kommen Gerbstoffe, die einen bitteren Geschmack haben.
positiv
- allgemein darmregulierend
- Getrocknete Beeren helfen bei starkem Durchfall, ähnlich wie die eng verwandte Heidelbeere. Man kaut die getrockneten oder zuvor in Wasser oder Rotwein eingeweichten Beeren.
- in der Volksmedizin hilfreiches Mittel bei Gicht

negativ
- bei Arthrose und Arthritis nicht geeignet
- bei Schleimhautentzündungen im Magen-Darm-Trakt nicht geeignet

Traubenbeere
Inhaltsstoffe: viel Kalium und Calcium, Phosphor
positiv
- guter Nährwert dank hohem Traubenzucker-Gehalt
- beliebtes Entschlackungsmittel (Traubenkur)

negativ
– ungeeignet bei Hypoglykämie und Diabetes (Traubenzucker)
– es besteht die Gefahr von Blähungen

Zitrone
Inhaltsstoffe: hoher Säuregehalt

positiv
– bestes Heilmittel in der «Hausapotheke» der natürlichen Ernährung
– Die Zitrone sorgt für einen ausgeglichenen Säure-Basen-Haushalt. Bei
  Blockade hat sie die Funktion eines Aktivators.
– hilfreich bei Erkältung
– gutes Magen-Reinigungsmittel
– heißes Zitronenwasser hilft bei rauhem Hals
– hilfreich bei Verdauungsstörungen und Magenverstimmung, verursacht
  durch zu wenig Säure im Magen (Klumpgefühl)

negativ
– Vorsicht bei Aphthen; Zitrusfrüchte können die Viren fördern

Natürliche Kohlehydrate – Gemüse (Nachtschattengewächse)

Aubergine
positiv
– Herz- und Gefäßkrankheiten
– Nieren-, Leber- und Stoffwechselleiden
– sehr gut verträglich bei empfindlichem Magen-Darm-Trakt
– dank wenig Kalorien sehr gut für Schlankheitskuren

negativ
– kann bei empfindlichen Personen Arthritis, Gicht, Schleimbeutelentzündun-
  gen, Gliederschmerzen fördern

Kartoffel
Inhaltsstoffe: Solanin, Stärke, Vitamin C, Kalium, Magnesium. Solaninhaltige
grüne Stellen entfernen.

positiv
– ausgezeichneter Mineralienspender
– ideal bei gestörtem Säure-Basen-Haushalt
– günstiger Einfluß bei Magen-Darm-Entzündungen
negativ
– Solanin ist schädlich bei Arthritis, Gicht, Schleimbeutelentzündung

Paprikaschote
Inhaltsstoffe: Solanin, Beta-Carotin, Vitamin C, B-Vitamine, Vitamin E, Calcium und Phosphor, Bioflavonoide
positiv
– roh als Vitamin-C-Spender
– bei Infektionen im Magen-Darm-Bereich
– regt Herz und Kreislauf an
– der Saft aktiviert die Gallenblase und entleert sie
negativ
– Aufstoßen bei schlechter Leberfunktion
– kann bei empfindlichen Personen Arthritis, Gicht, Schleimbeutelentzündung, Gliederschmerzen fördern

Pastinake
Inhaltsstoffe: Stärke, Pektin, Kalium, Mineralien, Psoralene (toxisch)
positiv
– bei Magen-, Stein- und Blasenleiden
– fiebersenkend
– entschlackend und entwässernd
negativ
– im rohen Zustand stark blähend
– Babies wegen der Psoralene nie Pastinaken geben
– fördert die Gichtempfindlichkeit

Tomaten
Inhaltsstoffe: Zitronensäure, Zucker, Aromastoffe, Mineralstoffe, Kalium, Magnesium, Calcium, Eisen, Zink, Phosphor, Vitamin C und E, Karotinoide, Solanin, je nach Sorte etwas Oxalsäure

positiv
– bei Magenbeschwerden
– senkt den Bluthochdruck
– entwässernd

negativ
– kann bei empfindlichen Personen Arthritis, Gicht, Schleimbeutelentzündung, Gliederschmerzen fördern
– Vorsicht bei Osteoporose

Natürliche Kohlehydrate – Gemüse (Kohlarten)
Broccoli
Inhaltsstoffe: Karotin, Vitamin C, Kalium, Calcium, Eisen

positiv
– entwässernd

negativ
– kann Blähungen begünstigen

Kohl
Inhaltsstoffe: Stärke, Ubichinone, Ballaststoffe, Thioglycoside

positiv
– schwache antibiotische Wirkung
– bei Infektionen der Harnwege
– bei Erkrankung der Atemwege
– Stärkung der Abwehrkräfte
– gut für Magen und Darm

negativ
– Die Thioglycoside stören die Schilddrüsenfunktion und fördern die Kropf-
  bildung (gilt nur bei empfindlicher Schilddrüse)

Natürliche Kohlehydrate – Gemüse (übriges Gemüse)

Alfalfa-Keimlinge
Inhaltsstoffe: Vitamin K, Stickstoff, Calcium, Kalium, Phosphor und Magnesium

positiv
– basenbildend, vor allem bei Übersäuerung des Gewebes

negativ
– Vorsicht bei Ödemen

Artischocke
Inhaltsstoffe: Cynarin, Cynaropikrin
positiv
– regt den Gallenfluß an

negativ
– bei fehlender Gallenbildung kommt es zu Übelkeit

Feldsalat/Nüßlisalat (siehe Spinat)

Gurke
Inhaltsstoffe: Mineralstoffe, Vitamine
positiv
– ausgesprochen basenüberschüssig, deshalb ideal bei Rheuma und Gicht
– bei chronischer Verstopfung

negativ
– unreife Gurken enthalten einen Enzymhemmer, deshalb langsame Magenverdauung und Blähungen

Möhren/Karotten
Inhaltsstoffe: Vitamine, Karotin und Mineralstoffe. Damit der Körper die Vitamine aufnehmen kann, muß das Wurzelgemüse mit wenig Öl oder Sahne/Rahm gegessen werden.

positiv
– reinigt Leber und Galle
– verdauungsfördernd

Knoblauch
Inhaltsstoffe: Alliin, Allicin, Fermente, ätherische Öle, Vitamine
positiv
– desinfizierend im Magen-Darm-Trakt
– regt die Verdauung an
– regt die Harnausscheidung an
– bewährtes Mittel bei hohem Blutdruck
– unterstützt das Lymphsystem
negativ
– Unverträglichkeit bei Leberfunktionsstörungen

Kresse
Inhaltsstoffe: Senfölglycosid, Glucotropaeolin, reich an Vitamin C
positiv
– wirkt leicht antibiotisch
– guter Vitaminspender

Porree/Lauch
Inhaltsstoffe: der Hauptwirkstoff ist ein schwefelhaltiges ätherisches Öl. Das Allylsulfid enthält Glucose, Fructose.
positiv
– mildes Reizmittel für die Drüsen des Magen-Darm-Kanals, die Leber und die Gallenblase sowie die Bauchspeicheldrüse
– verhindert die Bildung von Gärungs- und Fäulnisprodukten
negativ
– häufig starke Blähungen, wenn die Verdauungssäfte in der Zusammensetzung nicht stimmen oder wenn der Darm verschlackt ist
– meiden bei Magen-Darm-Entzündungen

Petersilie
Inhaltsstoffe: ätherische Öle, Carotin und Psoralene
positiv
– gut für die Sehkraft
– hilft bei Entzündungen von Niere, Blase und Harnleiter
– unterstützt die Verdauung von tierischem Eiweiß
negativ
– maßloser Verzehr kann zu Nierenkrämpfen führen

Rettich
Inhaltsstoffe: Senfölglycosid, ätherische Öle
positiv
– bei Nachtschweiß
– bei hohem Fieber
– regt den Gallenfluß an
negativ
– Vorsicht bei Entzündung von Leber und Gallengang
– nicht geeignet bei Nierenproblemen

Rhabarber
Inhaltsstoffe: Apfelsäure, Oxalsäure, Zitronensäure
positiv
– gutes Mittel für Reinigungskuren
negativ
– Vorsicht bei Oxalat-Nierensteinen

Rote Bete/Rande
Inhaltsstoffe: Kohlehydrate, Betain, Cholin, Anthocyanide
positiv
– fördert die Entgiftung und unterstützt den Abbau von Fett in der Leber
negativ
– wegen der leberaktiven Wirkung kann es zu Durchfall kommen

Ob der Körper die rote Bete richtig verarbeitet, kann man leicht feststellen. Roter Stuhl (Farbe wie rote Bete): die Wirkstoffe der roten Bete werden nicht aufgenommen. Eventuell zuwenig Säure im Magensaft. In diesem Falle rote Beten mit wenig Zitronensaft anreichern. Schwarzer Stuhl: die Leber entgiftet sich. Roter Urin: die Wirkstoffe werden zwar im Darm aufgenommen, aber in der Leber nicht verarbeitet.

Schwarzwurzel
Inhaltsstoffe: Allantoin, Stärke, Inulin, Lactucin
positiv
– beruhigt den Darm
– Entlastung der Bauchspeicheldrüse
negativ
– Bei zu langer Garzeit verursachen die Schwarzwurzeln Blähungen. Nur
  leicht gedünstet oder roh essen.

Knollensellerie
Inhaltsstoffe: Saccharose, Psoralene, Mineralstoffe
positiv
– fördert die Ausscheidung
– regt die Nierentätigkeit an

Stangen-/Staudensellerie
Inhaltsstoffe: in den Blättern Inulin, in den Stangen viel Natrium
positiv
– unterstützt die Auflösung von Calciumdepots
– schwemmt Säurerückstände aus dem Gewebe
– der Saft hilft dem Körper, die Hitze besser zu ertragen
negativ
– Vorsicht bei Nieren- und Nierenbecken-Entzündungen

Spargel
Inhaltsstoffe: Mineralstoffe, Glyhoriden, Asparagin. Grüner Spargel enthält mehr Asparagin.

positiv
– harntreibend

negativ
– wirkt im Stoffwechsel säurebildend
– bei Nierenschwäche wird nur Wasser ausgeschieden (heller, farbloser
  Urin)

Spinat
Inhaltsstoffe: Natrium, Kalium, Calcium, Magnesium, Vitamin E, Karotin,
Oxalsäure

positiv
– unterstützt das ganze Verdauungs- und Ausscheidungssystem, deshalb
  wird Spinat in allen Schlankheitskuren empfohlen
– stärkt Zellen, Gewebe, Nerven und Muskeln

negativ
– die Oxalsxäure kann die Calciumaufnahme stören
– Vorsicht bei Osteoporose
– Vorsicht bei Oxalat-Nierensteinen
– Vorsicht bei blutverdünnenden Medikamenten

Topinambur
Inhaltsstoffe: Inulin

positiv
– dank hohem Inulin-Gehalt sehr ballaststoffreich
– Inulin unterdrückt im Darm die fäulniserregenden Bakterien
– geeignet für Diabetiker

negativ
– zu Beginn bei Verdauungsschwäche Blähungen

Zwiebel
Inhaltsstoffe: Inulin, schwefelhaltige Aminosäuren, Rhodanverbindungen

positiv
– desinfizierend im Magen-Darm-Trakt
– regt die Verdauung an
– beeinflußt den Zuckerstoffwechsel positiv

negativ
– bei Gallenstörung kommt es zu Blähungen

Natürliche Kohlehydrate – Vollkorngetreide
Inhaltsstoffe: Stärke, alle Vitamine und Mineralstoffe, Nahrungsfasern, Eiweiß (Gluten)

positiv
– gute Sättigung durch langsame Verbrennung
– gute Vitamin- und Mineralstoff-Versorgung
– bessere Verdauung
– Abhilfe bei Verstopfung
– niedrige Kalorienzahl

negativ
– Bei Umstellung auf Vollkornprodukte können Veränderungen in der Verdauung eintreten. Vollkornprodukte nicht mit Zucker und tierischem Eiweiß kombinieren. Nach der Umstellungszeit normalisiert sich die Verdauung wieder von selbst.

Getreideverträglichkeit
gut: Reis, Hirse, Hafer, Grünkern, Mais
mittel: Dinkel, Bulgur (vorgekochter Weizen), Thermogetreide
schwer: Roggen, Hartweizen, Brotweizen

Getreide-Unverträglichkeit
Bestimmte Menschen bauen das Getreide infolge einer Enzymschwäche sehr langsam ab. Nach einer Getreidemahlzeit ist ihr Stuhl anderntags hell. Der Körper zeigt damit die Belastung an.
Menschen mit dieser Schwäche setzen Fettpolster in der Bauchregion an. Die Taille geht verloren. Die Beine bleiben schlank. Auch von der Rückseite sehen

diese Menschen schlank aus. Menschen mit diesem Phänomen müssen das Getreide vermehrt durch Hülsenfrüchte ersetzen, deren Kohlehydrate besser abgebaut werden können.

Konzentrierte Kohlehydrate (natürliche Süßstoffe)
Honig
Inhaltsstoffe: Honig enthält neben dem Frucht- und Traubenzucker die Mineral-stoffe Calcium, Magnesium, Kieselsäure, Phosphatverbindungen, die Spuren-elemente Kupfer, Kobalt, Zink und Molybdän und in geringen Mengen Amino-säuren und Vitamine. Die Inhibine sind ebenfalls ein wichtiger Inhaltsstoff. Sie hindern die Bakterien am Wachstum. Da die Inhibine nur bei schonender Behandlung des Honigs erhalten bleiben, soll er nie erhitzt werden.
Honig ist das ideale Süßmittel, sollte aber wie alle Süßmittel sparsam verwendet werden, denn auch er ist ein Kohlehydrat-Konzentrat.

Birnendicksaft
Inhaltsstoffe: enthält die gleichen Substanzen und das konzentrierte Aroma der Birne

Zuckerrohrsaft (Sucanat)
Inhaltsstoffe: Sucanat ist ein aus Zuckerrohrsaft hergestelltes Süßmittel. Es ent-hält alle wertvollen Bestandteile des Ausgangsproduktes. Sucanat ist der echte Vollrohrzucker. Er ist reich an Mineralstoffen und Vitaminen, die für unseren Organismus und die Stoffwechselvorgänge lebensnotwendig sind.
Sucanat kann gleich eingesetzt und verarbeitet werden wie weißer Zucker.

Die Zuckerdosis
Süßmittel in konzentrierter Form, und dazu gehören auch die natürlichen, bela-sten unseren Stoffwechsel. Wenn wir nicht die entsprechende körperliche Lei-stung erbringen, kommt es zu Ablagerungen.
Da Zucker kein Würzmittel ist (der Zucker übertönt jedes natürliche Aroma), sollte es uns nicht schwerfallen, den Konsum sukzessive abzubauen und schließ-lich nur noch in Ausnahmefällen zum Süßstoff zu greifen.

Konzentrierte Kohlehydrate – chemisch reiner Zucker (Industriezucker)

Traubenzucker

In der Natur ist der Traubenzucker in Traubenbeeren und Früchten enthalten. Heute wird er industriell aus dem weißen Zucker gewonnen. Er besitzt wenig Süßkraft, gelangt aber direkt ins Blut, ohne zuerst einen Stoffwechsel durchzumachen. Traubenzucker ist allgemein als schneller Kräftespender beliebt, weil damit der Blutzuckerspiegel rasch erhöht werden kann. Ein gesunder Körper schüttet sofort vermehrt Insulin aus, um den Blutzuckerspiegel wieder zu normalisieren. Diabetiker dürfen keinen Traubenzucker verwenden. Aber auch Gesunde sollten zurückhaltend sein, da er keine Vitalstoffe liefert.

Fruchtzucker

Im Saft süßer Früchte und im Honig enthalten. Auch er wird heute industriell aus weißem Zucker hergestellt. Fruchtzucker besitzt viel Süßkraft. Er belastet unseren Stoffwechsel nicht. Er gelangt rasch ins Blut und wird von der Leber resorbiert, die ihn sofort in Glykogen (Reservezucker der Leber) umwandelt. Deshalb wird die Insulinproduktion nicht tangiert und der Zucker kann nicht in die Fettdepots eingelagert werden. Trotz diesen positiven Eigenschaften sollte industriell hergestellter Fruchtzucker nur in Ausnahmefällen verwendet werden, denn auch er liefert keine Vitalstoffe; hingegen ist es ein gutes Mittel, um sich den weißen Zucker abzugewöhnen.

Weißer Zucker

Schlimmster Vitalstoffräuber. Er ist eigentlich ein Zweifachzucker, bestehend aus Fruchtzucker und Traubenzucker. Er liefert nur Kalorien. Damit unser Körper ihn in die Einzelbestandteile zerlegen kann, braucht er Vitalstoffe. Wenn immer wir weißen Zucker in irgendeiner Form essen, bekommen wir durch den erhöhten Vitalstoffbedarf ein Vitalstoffdefizit. Gleichen wir dieses nicht aus, kann der dauernde Zuckerkonsum zu Übergewicht, Zahnkaries, Arteriosklerose, beschleunigtem Längenwachstum bei Kindern, Osteoporose (Mangel an Knochengewebe) und Zuckerkrankheit führen.

Milchzucker

Der in der Milch enthaltene Zucker dient hauptsächlich zur Anregung der Verdauung. Der Milchzucker besteht aus Galactose und Glucose und wird oft auch

Lactose genannt. Er enthält keine Vitalstoffe. Heute wird er aus der Molke industriell hergestellt.

Milchzuckerunverträglichkeit
Bei Unverträglichkeit werden Frischmilchprodukte nicht vertragen. Es kommt zu Blähungen und Durchfall.

Malzzucker
Der Malzzucker, auch Maltose genannt, besteht aus 2fach-Glucose. Früher war er als Stärkungsmittel sehr beliebt, heute ist er aber etwas aus der Mode gekommen.

Invertzucker
Gemisch aus gleichen Teilen d-Glucose und L-Fructose. Er wird aus Rohrzucker industriell hergestellt. Invertzucker ist Hauptbestandteil des Kunsthonigs und wird zudem in der Produktion von Säuglingsnahrung eingesetzt.

Ballaststoffe (Nahrungsfasern)

Bei den Ballaststoffen handelt es sich um Pflanzenbestandteile in der Nahrung. Der Mensch besitzt nicht die notwendigen Enzyme zur Verdauung dieser Stoffe, die den Verdauungstrakt im wesentlichen unverändert passieren und als Energiequelle nicht genutzt werden können. Einige Substanzen können durch Bakterien im Dickdarm fermentiert werden, um Säuren und Gas zu bilden. Gewisse Bestandteile der Ballaststoffe sind in der Lage, Wasser zu binden. Der Stuhl wird dadurch voluminöser und passiert die Darmabschnitte leichter. Ballaststoffe unterstützen die normale Darmfunktion.
Ein Mangel an Ballaststoffen führt zu Verstopfung, Divertikel-Krankheit sowie Funktionsstörungen des Darms. Eine ballaststoffreiche Ernährung mit viel Obst, Gemüse und Vollkornprodukten erzeugt Fülle ohne zu viele Kalorien. Eine ballaststoffarme Ernährung ist meistens reich an raffinierten Kohlehydraten und Fetten und führt damit eher zu Fettleibigkeit, Herzkrankheiten und anderen unerwünschten Folgen.

Ballaststoffreiche Ernährung
– geregelte Verdauung und richtige Stuhlkonsistenz
– langsamer Übergang der Nährstoffe durch die Darmschleimhaut ins Blut;
  die Nahrungsfasern haben eine Art Kontrollfunktion, indem sie die Nährstoffe dosiert abgeben
– Gewichtsregulierung

Ballaststoffreiche Nahrungsmittel
– alle Vollkornprodukte
– Gemüse
– Salate
– Früchte
– Hülsenfrüchte

Reine Ballaststoffe
– Weizen- und Haferkleie
– Guar
– Pektin

Reine Ballaststoffe müssen mit sehr viel Flüssigkeit eingenommen werden
(Gebrauchsanweisung beachten), sonst stopfen sie.

Wasser

Ohne Wasser kein Leben. Es sollte mit möglichst wenig Schadstoffen belastet
sein. Leider ist dies heute bei intensiver Nutzung des Bodens (Landwirtschaft)
und infolge des dichten Industrienetzes nicht mehr gewährleistet. Die Qualität
des Grundwassers widerspiegelt den Umgang des Menschen mit seiner
Umwelt.

Tägliche Trinkmenge
Ein gesunder Mensch sollte täglich ca. 2 Liter Flüssigkeit trinken:
– Bei fehlendem Durstgefühl sollte man sich nicht zum Trinken zwingen, son-
  dern die Menge langsam steigern.

– Zuwenig Flüssigkeit im Organismus kann zu Verstopfung führen.
– Wenn der Durst während des Trinkens größer wird, besteht ein Kochsalzmangel.

Chloriertes Wasser
– Bei venenempfindlichen Menschen kann chloriertes Wasser die Bildung
von Krampfadern fördern.
– Babies können auf chloriertes Trinkwasser mit Ekzemen reagieren. Für die
Babyflasche ist es besser, ein Mineralwasser ohne Kohlensäure zu ver-
wenden.

Kohlensäurehaltiges Mineralwasser
positiv
– anregend bei sportlicher Tätigkeit; steigert die Leistung
– herzanregend
negativ
– eine empfindliche Magenschleimhaut wird überreizt
– kann Blähungen auslösen

Genußmittel

Genußmittel sind keine Lebensmittel. Diese Definition macht deutlich, wo sie
bezüglich Konsumhäufigkeit anzusiedeln sind: Sie sind zum Genießen da und
gehören nicht zur täglichen Ernährung. Bedenklich ist der unkontrollierte Konsum, der früher oder später zu gesundheitlichen Problemen führt. Lernen wir
also, mit den Genußmitteln umzugehen. Sie sollen weder unser Wohlbefinden
beeinträchtigen noch uns schwächen noch unsere Arbeit behindern.

Kaffee
Filterkaffee und Espresso sind am besten verträglich. Der Kaffee soll nicht die
Funktion eines Durstlöschers einnehmen. Die Röststoffe schädigen die Zellen.

positiv
– regt die Produktion von Magensaft bei Mangel an
– wenn das Coffein die Hirngefässe entspannt, wirkt eine Tasse Espresso als
  Schlafmittel
– Konzentration: Kaffee kann die Konzentration fördern

negativ
– Eine gereizte oder entzündete Magenschleimhaut verträgt keinen Kaffee.
– Wenn die Leber das Coffein nicht verarbeiten kann, macht der Kaffee
  munter und man findet keinen Schlaf.
– Kaffee hemmt den Gallenfluß. Blähungen können die Folge sein.

Schwarztee
Der Schwarztee enthält hauptsächlich Thein. Es wirkt ähnlich wie das Coffein.
Schwacher Schwarztee regt an, starker Schwarztee wirkt beruhigend.

positiv
– Dunkler Schwarztee kann bei Durchfall den Darm beruhigen.

negativ
– Das im kräftigen Schwarztee enthaltene Tannin verhindert die Aufnahme
  von Eisen.

Süßigkeiten
Wir essen allgemein zu viel Süßes. Häufig ist dafür der Stoffwechsel oder ein
gestörtes psychisches Gleichgewicht verantwortlich.

Stoffwechsel
– Wer unmittelbar nach dem Essen Lust auf Süßigkeiten verspürt, hat eine
  schwache Gallenbildung. Der Körper versucht, den Gallenfluß mit Süßigkeiten anzuregen. Ein wenig Süßes kann hilfreich sein, große Mengen
  blockieren.
– Häufige Lust auf Süßigkeiten kann der Ausdruck von zu wenig Eiweiß in
  der Ernährung sein oder Mangel an Vitaminen des B-Komplexes sowie an
  Magnesium signalisieren.
– Eine funktionsgestörte Leber verlangt ebenfalls nach Süßem.

– Auf der seelischen Ebene können Süßigkeiten Ersatz für Liebe und Zuwendung sein.

– Blutunterzuckerung (Hypoglykämie): man ist gierig auf Süßes.

Schokolade

positiv

– entspannt und gibt ein Gefühl von Zufriedenheit

negativ

– regt die Adrenalin-Produktion an, was zu massiven, aggressiven Verhaltensstörungen führen kann

– fördert die Entkalkung der Knochen (Osteoporose)

Alkohol

Der Alkohol ist die am leichtesten zugängliche Droge. Ein Leben ohne Wein, Bier, Spirituosen usw. ist heute kaum mehr vorstellbar. Es ist eine Frage des Umgangs, ob der Alkohol das Leben verschönert oder gar ins Verderben führt. Gegen ein Glas Wein zu einem guten Essen oder mit Freunden ist nichts einzuwenden. Problematisch wird es, wenn man im Alkohol seine Sorgen und seelischen Schmerzen «ertränkt».

positiv – kleine Dosierung

– anregend, stimuliert die kreative und geistige Arbeit

– als Prävention gegen Herz- und Kreislaufkrankheiten

negativ – große Dosierung

– depressive Wirkung bis hin zur Zerrüttung des Nervensystems

– führt zu Selbstmitleid und verleitet dadurch zu vermehrtem Trinken; Gefahr der Abhängigkeit

Bier

positiv

– regt die Milchbildung bei stillenden Frauen an (alkoholfreies Bier)

– regt die Wasserausscheidung an

– Inhaltsstoff «Hopfen» wirkt beruhigend

negativ
– Gichtkranke vertragen das Bier nicht, da es die Harnsäureausscheidung
  verhindert

Weißwein

positiv
– aktiviert und stimuliert, man fühlt sich angeregt

negativ
– belastet den Mineralsalzhaushalt
– kann nervöse Herzbeschwerden auslösen
– nicht geeignet bei Arthrose, Osteoporose, Rheuma

Rotwein

positiv
– Procyanidin, eine Substanz des Rotweins, wirkt als Radikalfänger

negativ
– kann Allergien auslösen
– kann Migränen auslösen
– eignet sich nicht für Gichtkranke

Aperitif

positiv
– bittere Kräuterauszüge regen die Verdauungssäfte an

negativ
– hoher Alkoholgehalt

Spirituosen

negativ
– haben einen zu hohen Alkoholgehalt, deshalb nur in Ausnahmefällen kon-
  sumieren

Alkohol und Leber
Bei Leberproblemen, vor allem nach einer Leberentzündung, sollte ein Jahr lang strikte auf jegliche Form von Alkohol verzichtet werden. Eine kranke Leber kann den Alkohol nicht mehr korrekt abbauen, ohne dabei Schaden zu nehmen. Die Folge: Schwindel, Kopfweh, Ohnmacht usw.

Tip
Bei Alkoholkonsum immer reichlich Wasser trinken, mindestens die gleiche Menge. So erträgt der Körper den Alkohol besser.

Vitamine, Mineralien, Spurenelemente, Enzyme

Die Vitalstoffe sind für jeden Körper essentiell, egal ob Mensch oder Tier. Die Wissenschaft arbeitet immer noch daran herauszufinden, wieviel von den einzelnen Substanzen der Körper tatsächlich braucht, um gut funktionieren zu können. Dies ist schwieriger, als es sich anhört, ist doch der Stoffwechsel von Mensch zu Mensch verschieden. Der Bedarf ist u.a. abhängig von Berufsart, körperlicher Anstrengung, Erbanlagen usw.
Die lebensnotwendigen Substanzen müssen dem Körper zugeführt werden: Vitamine, Mineralien, Spurenelemente, Enzyme (teilweise). Bei vitalstoffbedingten Beschwerden/Krankheiten wird einerseits die Ernährung umgestellt (vitalstoffreiche Ernährung, die zusätzlich den spezifischen Stoffwechsel berücksichtigt), anderseits der Organismus durch die Zufuhr von Vitaminen, Mineralien, Spurenelementen und zusätzlichen wichtigen Stoffen (Enzymen) in angemessener Menge unterstützt. Das Ziel ist, die Selbsthilfe des Körpers anzuregen. Dank der Zufuhr von Vitalstoffen findet der Körper seine innere Ordnung wieder. Stoffwechselrückstände, sogenannte Ablagerungen, werden aufgelöst, und zwar nicht durch Bekämpfung der Symptome, sondern durch Behebung der Ursachen. Der Körper beginnt wieder normal zu funktionieren und die Stoffwechselarbeiter, die Enzyme, in ausreichender Menge zu bilden. Vitamine und Mineralien sind nur wirksam, wenn sie der Körper in die Enzymketten einbaut.

Die Vitamine

Die Geschichte der Vitamine

Ende des 19. Jahrhunderts trat in Indonesien die Beriberi-Krankheit (Stoffwechselkrankheit infolge Vitamin-B1-Mangel) vermehrt auf. Erwähnt wurde die Krankheit erstmals von Jacobus Bonitus im Jahre 1630. Takaki beobachtete 1882 während eines neunmonatigen Dienstes in der japanischen Marine, daß mehr als die Hälfte der Matrosen, die täglich polierten Reis aßen, an Beriberi erkrankten. Bei der nächsten Fahrt wurde die Ernährung nach westlichem Muster gestaltet, was die Zahl der Patienten reduzierte. Gegen Ende des 19. Jahrhunderts setzte die holländische Verwaltung in Japan eine Kommission zur Erforschung der Krankheit ein. Man vermutete, es handle sich um eine Infektionskrankheit. Eijkmann, ein Mitglied der Kommission, machte Versuche mit Hühnern. Er fütterte die eine Gruppe mit geschältem Reis, die andere mit ungeschältem. Mit Erstaunen stellte er fest, daß letztere gesund blieb. Bei dieser Feststellung blieb es aber.

Grijns, dem Nachfolger von Eijkmann, gelang der Beweis, daß das Silberhäutchen des Reiskorns eine bislang unbekannte Substanz enthält, deren Fehlen in der täglichen Ernährung Auslöser der Beriberi-Krankheit sein kann. Er konnte diese «Schutzsubstanz» zwar anreichern, eine Isolierung war aber nicht möglich. Das Wort «Vitamin» kannte man damals noch nicht. Es war in der Folge Funk, dem es gelang, ein Gemisch von Vitamin B und Nikotinsäure zu isolieren. Von nun an verwendete man in der «Vitaminforschung» systematisch Fachausdrücke. Hopkins erkannte neben Funk als erster, daß gewisse Substanzen für den menschlichen Organismus essentiell, d.h. lebenswichtig sind. Hopkins und Eijkmann erhielten für ihre Arbeit 1929 den Nobelpreis.

Synthetische und natürliche Vitamine

Die Vitalstofftherapie wird sehr häufig von gesundheitsbewußten Menschen kritisiert, da sie auf der Einnahme sogenannter «synthetischer» Vitamine beruht. Die Gegner sind der Ansicht, die Chemie sei grundsätzlich abzulehnen, da sie ein Widerspruch zu allem Natürlichen darstelle.

Auch die Chemie ist eine Naturwissenschaft. Sie ist Teil der Natur. Wasser und Erde, Mensch und Tier, jeder Stoff des Universums besteht aus chemischen Elementen. Er ist zerlegbar in Moleküle und Atome und somit in chemischen Formeln darstellbar.

Was soll verwerflich sein an «synthetisch» hergestellten Vitaminen? Vitamine sind Körperbaustoffe, egal ob sie aus der chemischen Fabrik oder aus der Natur stammen, zumal auch die sogenannten künstlichen Vitamine aus organischen, das heißt aus einst lebenden Stoffen gewonnen werden. Die chemische Industrie nimmt einen natürlichen Stoff, zum Beispiel Traubenzucker, um daraus Vitamin C zu synthetisieren. Synthetische Vitamine bieten Gewähr dafür, daß sie nur das enthalten, was sie enthalten müssen, nämlich das Vitamin.

Die meisten natürlichen Vitamine werden aus Nährhefe extrahiert. Sie enthalten Beistoffe wie Farbstoffe, Geschmacksstoffe und andere Zusatzstoffe, die zwar «natürlich» sind, aber so konzentriert, daß Allergiker gesundheitliche Probleme bekommen können.

«Natürliche» Vitamine

Natürlich ist nicht gleich natürlich. Der Aufdruck «natürliches Vitamin» ist keine Garantie, daß das Vitamin ausschließlich aus pflanzlichen oder tierischen Stoffen durch Extraktion der Säfte, Entzug von Wasser und aller übrigen Stoffe gewonnen worden ist. Wer ein amerikanisches Produkt kauft, sollte das Aufgedruckte unbedingt lesen. Nach deren Bestimmungen darf der Begriff «natürliches Vitamin» bereits verwendet werden, wenn das synthetische Vitamin einen kleinen Prozentsatz natürlicher Vitamine enthält. Auch Zusatzstoffe wie Hefepulver, Algenpulver, Hagebuttenextrakt oder ähnliche Stoffe reichen bereits für die Deklaration «natürlich». Man beachte, daß bei einer Mischung von natürlichen und synethischen Stoffen die Tabletten gesprenkelt sind.

Zu erkennen ist das garantiert natürliche Produkt an der extrem tiefen Dosierung. Synthetische Produkte sind konzentrierter. Der Fachmann holt sich die gewünschten Informationen in der Pharmakopöe (amtliches Arzneibuch). Beim Vitamin E gibt schon die Formel die Antwort: So steht beim Alpha-Tocopherol-Acetat D oder DL (D = natürlich, DL = synthetisch gewonnen). Es gibt eben keine klare Grenze zwischen Synthese, die wir als «künstlich» empfinden, und Natur.

Die soziale und ökologische Verantwortung

Wenn wir das Pro und Kontra natürlicher und synthetischer Vitamine diskutieren, dürfen wir auch die sozialen und ökologischen Kriterien nicht ausklammern. Für die Gewinnung «natürlicher» Vitamine, denken wir allein an die Schönheit und das Heilen einiger Gebresten, brauchen wir Unmengen von Lebensmitteln. Dieser Verschleiß ist sozial unverantwortbar, wenn wir an all die hungernden Menschen auf unserem Planeten denken.

Die Gewinnung natürlicher Vitamine ist auch aus ökologischer Sicht ein Unsinn. Ein Beispiel: für eine kleine Menge «natürlichen» Vitamins der B-Gruppe braucht es Unmengen von Nährpflanzen. Verschonen wir unsere geplagte Mutter Erde von noch mehr Monokulturen für einen «natürlichen» Vitamin-Anbau! Spätestens an diesem Punkt wird unsere Sehnsucht nach dem Natürlichen zum Natürlichkeitswahn und stößt an natürliche Grenzen.

Wer an den eigenen Geldbeutel denkt, wird freudig feststellen, daß «künstliche» Vitamine zudem bedeutend preisgünstiger sind als natürliche Produkte.

Vitamine sind keine Medikamente

Anhand einer Schmerztablette und eines Rheumamittels läßt sich der Unterschied zwischen einem Medikament und den Vitaminen erklären.

Beim Schmerz- und Rheumamittel handelt es sich um chemische Mittel. Das erstere beeinflußt den Gehirnstoffwechsel und bringt dadurch die Schmerzen zum Abklingen, das zweite wirkt örtlich, d.h. am Ort der Krankheit/der Beschwerden, wo es eine Entzündung zum Abklingen bringt. Beide Medikamente können starke Nebenwirkungen haben, muß doch der Organismus mit diesen körperfremden Substanzen auf irgendeine Art fertig werden. Unter diesem Verarbeitungsprozeß leidet ein anderes Organ. Was Gifte sind, bedarf keiner Erklärung.

Die Vitamine gehören weder zu den Heilmitteln noch zu den Giften. Es handelt sich um Stoffe, die jeder Körper für seine Gesundheit braucht. Vitamine, egal ob natürliche oder synthetische, haben deshalb weder Nebenwirkungen noch wirken sie in zu hoher Dosierung giftig, das heißt «toxisch», wie der Mediziner sagt. Eine Ausnahme bilden die fettlöslichen Vitamine, die bei Menschen mit einem gestörten Stoffwechsel in der Leber eingelagert werden, und das birgt ein Risiko.

Auschlaggebend ist also, wofür die «Chemie» eingesetzt wird, ob für oder wider den natürlichen Ablauf. Während die Vitamine, ob synthetisch oder natürlich, lediglich dazu dienen, die körpereigenen chemischen Prozesse anzuregen und zum richtigen Funktionieren zu bringen, tendiert die medikamentöse Behandlung zur reinen Symptomunterdrückung.

Die Resorption synthetischer und natürlicher Vitamine

Wenn eine Pflanze Vitamine bildet, lautet das Fachwort für diesen Vorgang «synthetisieren». So betrachtet, ist die Grenze zwischen «natürlich» und «künstlich» fließend. Es erstaunt deshalb nicht, daß der Körper die beiden Produkte nicht unterscheiden kann. Er schätzt sie beide, wenn er Mangel leidet.

Ob der Organismus beide Vitaminformen gleich gut resorbieren, d.h. in die Blutbahn aufnehmen kann, ist zurzeit noch nicht vollumfänglich erforscht. Es gibt Anhaltspunkte, wonach natürliche Vitamine etwas leichter resorbierbar sind. Sobald die künstlichen Vitamine aber in der Blutbahn und danach in der Leber sind, sind sie unbestritten von gleich hohem Nutzen.

Der Grund für die erschwerte Resorption synthetischer Vitamine könnte bei den Enzymen liegen, die für die leichtere Aufnahme sorgen. In natürlichen Vitamin-Konzentraten sind die Enzyme in großer Zahl enthalten. Die Herstellung synthetischer Enzyme, die diesen Prozeß aktivieren, ist noch in den Anfängen, währenddem bei den Vitaminen und Vitaminoiden heute gegen dreißig Sorten bekannt sind und analysiert wurden.

Die Vitaminformen

Die Natur kennt verschiedene Vitaminformen und Vitamine in unterschiedlichen Verbindungsphasen. Der Mensch kann nur aus einer sehr begrenzten Gruppe optimalen Nutzen ziehen.

Auf der anderen Seite ist die Natur nicht in der Lage, unsere Bedürfnisse voll abzudecken, d.h. die begehrtesten Vitamine vermehrt zu produzieren. Das volle Getreide enthält z. B. eine ganze Reihe von E-Vitaminen. Aus dem ganzen Komplex resorbierbar ist aber in größeren Mengen nur das Alpha-Tocopherol-Acetat.

Ein neuer Forschungszweig befaßt sich damit, welche Vitamin-Verbindung wo und wie in unserem Körper am schnellsten wirkt.

Die Einnahme von Vitalstoffen

Wichtig zu wissen: Vitalstoffe sind keine Heilmittel oder Wirkstoffe, die wir ab und zu benötigen, um ein Symptom zu unterdrücken oder körperlichem Unwohlsein zu begegnen.

Kommt man aufgrund des Gelesenen zur Überzeugung, daß man einen Vital-stoffmangel hat, sollte man keinesfalls mit einzelnen Stoffen experimentieren. Ein einzelner Vitalstoff ist immer mit einem Vitalstoffpräparat zu kombinieren, das möglichst alles enthält. Die Vitalstoffe greifen wie Zahnräder: kein Stoff kann im Körper ohne die Hilfe anderer Stoffe die Arbeit verrichten.

Beispiel 1: Man will Vitamin A nehmen, weil man Probleme mit der Haut hat. Damit das Vitamin A seine Wirkung entfalten kann, benötigt es Zink und die Vit-amine C und E. Sind nun diese drei Substanzen im Körper in zu geringen Men-gen vorhanden, wird das Vitamin A in der Leber gespeichert. Die erhoffte Wir-kung bleibt aus, ja es kann sogar zu einer Lebervergiftung kommen.

Beispiel 2: Wenn man bei einem leichten Vitamin-B2-Mangel Vitamin B6 isoliert einnimmt, können tränende Augen die Folge sein. Kombiniert man Vitamin B6 mit einem Multivitaminpräparat, ist der leichte Vitamin-B2-Mangel bereits aus-reichend abgedeckt.

Jedes Vitamin oder Mineral benötigt bestimmte Voraussetzungen im Magen-Darm-Trakt, damit es über die Darmschleimhaut ins Blut gelangen kann. Eine abgenützte Magen-Darm-Schleimhaut erschwert den Übergang der Nähr-stoffe ins Blut. Probleme mit der Darmschleimhaut zeigen sich in Längsrillen in den Nägeln sowie blassen Lippen mit unsauberen Konturen. In diesem Falle dauert es länger, bis sich der Erfolg der Vitalstoffe einstellt.

Fettlösliche Vitamine

Zu den fettlöslichen Vitaminen gehören die Vitamine A, E, D und K sowie die essentiellen Fettsäuren und die Liponsäure. Diese Vitamine benötigen für die Resorption einen Verdauungssaft, der genügend Lipasen (fettverdauendes Enzym) enthält, sowie eine gute Gallenbildung. Darüber, ob der Körper über diese Verdauungssäfte verfügt, gibt der Stuhl Auskunft.

Wenn nach der Einnahme von fettlöslichen Vitaminen der Stuhl von hellbrauner Farbe ist und im Wasser der Toilettenschüssel herumschwimmt, dann ist dies ein Zeichen dafür, daß im Verdauungstrakt zuwenig Lipasen und Galle vorhanden sind.

Mit den Vitaminen müssen nun gallenanregende Mittel und ein lipasenhaltiges Enzympräparat eingenommen werden. Bis der Körper die Verdauungssäfte bildet, kann dies 1 bis 2 Monate dauern.

galleanregende Mittel
Deutschland: Cheiranthol von Dr. Klein
Schweiz: Stago-Tropfen oder Amara-Tropfen von Weleda

Enzympräparate
Deutschland und Schweiz: Gillazym oder Pankreon forte

B-Vitamine
Die B-Vitamine und die Mineralsalze benötigen für die Resorption eine intakte Magenschleimhaut und vor allem genügend Magensaft. B-Vitamine sollten nie auf nüchternen Magen genommen werden. Reagiert der Körper mit Übelkeit und Magenkrämpfen, fehlt häufig der Magensaft. Zusammen mit dem Vitaminpräparat muß in diesem Falle ein Magensaftmittel eingenommen werden.

Magensaftpräparate
Deutschland: Enzynorm
Schweiz: Pepsichlor

Generelle Einnahme-Empfehlungen
– Menschen mit chronischen Magenproblemen dürfen Vitaminpräparate und Magensäfte nur nach Rücksprache mit dem Arzt einnehmen.
– Reagiert der Körper mit Magendruck, genügt es, die Vitaminpräparate mit einem Glas warmem Zitronenwasser zu trinken.
– Probleme der Säurebildung im Magen sind häufig auf zu wenig Kochsalz zurückzuführen. Ein Mensch von normaler Statur und ca. 70 kg Gewicht benötigt täglich 2,5 g Kochsalz. Sehr gesundheitsbewußte Menschen leiden häufig unter Kochsalzmangel.

Die Mineralstoffe und das Säure-Basen-Gleichgewicht

Die Mineralstoffe spielen eine wichtige Rolle im Säure-Basen-Haushalt. Unser Stoffwechsel befindet sich laufend in einem instabilen Gleichgewicht, das von Säure zu Base und umgekehrt wechselt. Dieses permanente Pendeln zwischen saurer und basischer Stoffwechsellage ist für unser Wohlbefinden von großer Wichtigkeit. Ohne dieses Wechselspiel können die Enzyme nicht wirksam werden und der Körper kann nicht genügend Energie produzieren.

Skala
sauer: pH 1 – 6,9
neutral: pH 7
basisch: pH 7.1 – 14

Der pH-Wert von Blut und Gewebe ist beinahe neutral. Er sollte zwischen 7,2 – 7,4 liegen, also im leicht basischen Bereich. Wenn man von einem übersäuerten Stoffwechsel spricht, meint man nicht das Blut, sondern das die Blutgefäße umschließende Bindegewebe (Interstitium/Faserfilter). Wenn dieses Gewebe nicht mehr fähig ist, seine Funktion als Puffer zu übernehmen, kann es zu ernsthaften Stoffwechselkrankheiten kommen.

Abweichungen unter 7,2 und über 7,4 werden vom Körper dank bestimmten Mineralstoffen sofort reguliert. Es sind dies:

säurewirksame Mineralstoffe
– Chlor
– Schwefel
– Phosphor, organisch

enthalten in
– Fleisch, Fisch, Geflügel
– Eiern
– Getreide

basenwirksame Mineralstoffe
– Natrium
– Kalium
– Magnesium
– Calcium
– Phosphor, anorganisch
– Mangan und Eisen

enthalten in
– Obst
– Gemüse
– unbehandelter Milch

Bei der Steuerung der für das Säure-Basen-Gleichgewicht wichtigen Mineralstoffe helfen dem Stoffwechsel die Vitamine des B-Komplexes, vor allem Vitamin B1 sowie die Vitamine C und D.

ausgeglichener Säure-Basen-Haushalt	nicht ausgeglichener Säure-Basen-Haushalt
– guter, erholsamer Schlaf	– Einschlaf- und Durchschlafprobleme
– normale Lymphknoten	– geschwollene Lymphknoten
– gute Sonnenverträglichkeit	– Sonnenempfindlichkeit
– Entzündungsbereitschaft gering	– Tendenz zu Entzündungen
– leistungsfähig	– reduzierte Leistungsfähigkeit
– Ausdauer	– rasche Ermüdung
– aufgeheiterte Stimmung	– gedrückte Stimmung
– frisierwilliges Haar von guter Qualität	– Haarausfall, struppiges Haar
– schöne Haut mit wenig Falten	– ausgetrocknete Haut, viele Falten

Die Organe und das Säure-Basen-Gleichgewicht
Damit der Organismus im Säure-Basen-Gleichgewicht ist, müssen die Organe gesund sein und einwandfrei arbeiten. Die im Stoffwechselgeschehen anfallenden Schlacken sind immer sauer. Entscheidend für unser Wohlbefinden ist, wie der Körper diese Säuren ausscheidet.

Lunge
Die Lunge muß die leichtflüchtige Kohlensäure und andere gasförmige Stoffe des Stoffwechsels ausscheiden. Wichtig ist, daß man nicht nur gut einatmet, sondern auch gut ausatmet.

Nieren
Die Nieren sind zuständig für die Ausscheidung der schwer löslichen Säuren aus dem Gewebe. Bei einer guten Entgiftung ist der Urin konzentriert und hat einen Eigengeruch. Bei schlechter Entgiftung ist der Morgenurin hell.

Leber
Je besser die Enzyme der Leber arbeiten, um so leichter fällt es dem Organismus, den Säure-Basen-Haushalt im Gleichgewicht zu halten. Wichtig ist eine gute Gallenbildung, d.h. der Stuhl hat eine dunkelbraune Farbe.

Darm
Bei Verstopfung und schlechter Verdauung (Blähungen) wird das Säure-Basen-Gleichgewicht schwer belastet, weil Gärungsstoffe aus dem Darm ins Körperinnere gelangen. Bei normaler Funktion ist der Stuhl kompakt.

Haut
Die Haut ist ein Ausscheidungsorgan (Schweiß). Wie und wo man schwitzt, sagt sehr viel über die Organtätigkeit aus.
– Nachtschweiß auf Brust und Nacken: gestörte Leber/Gallenfunktion
– starker Fußschweiß: gestörte Entgiftung der Nieren
– bei kleinster Anstrengung schweißnaß: häufig Kochsalzmangel
– schwitzen auf der Kopfhaut: der Säure-Basen-Haushalt hat Probleme.
Bei einem gestörten Säure-Basen-Haushalt reicht es nicht, die fehlenden Mineralien in Form eines Basenpulvers zuzuführen. Auch die Ernährung muß umgestellt werden, wobei die Organtätigkeit ebenfalls berücksichtigt werden soll.

Schädliche Schwermetalle

Zu den toxischen Schadstoffen gehören Cadmium, Aluminium, Quecksilberprodukte und Blei. Außerdem sind wir Schwefel und Stickoxyden, Insektiziden wie Kepon, Plastifiziermitteln wie polychlorierten Biphenylen (PCB) und krebserregenden Kunststoffen wie Polyvinylchlorid (PVC) ausgesetzt. Die Liste ist endlos.
Bereits 1979 machten namhafte Ärzte in den USA die zahlreichen giftigen Schadstoffe in der Umwelt hauptverantwortlich für degenerative Erkrankungen. Die Auswirkungen dieser Giftstoffe auf den Menschen sind größtenteils noch unbekannt. Wir können uns nur schützen, indem wir durch optimale

Ernährung die Abwehrkräfte unseres Körpers stärken und die Entgiftungssysteme unterstützen, denn alle Giftstoffe, die wir kennen, entziehen dem Organismus Nährstoffe.

Schadstoffe	*Herkunft*
chlorierte Kohlenwasserstoffe	Trinkwasser, Fisch, Extraktionsöle (Hexan)
Blei	Abgase, Autowerkstatt
Quecksilber	Gebiß (Amalgam), Fisch, Milch
Cadmium	Farbstoffe, Milch, Wasser
Medikamente	pharmazeutische Präparate
Antibiotika	Fleisch
Nitrit/Nitrat	Fleisch (als Konserve), Gemüse
Benzpyrene	gebratenes (gegrilltes) Fleisch
Transfettsäuren/gesättigte Fettsäuren	Margarine, Zwischenverpflegung, Extraktionsöle

Cadmium

Cadmium wirkt sich besonders bei Menschen aus, denen es an einem der folgenden Nährstoffe mangelt: Vitamin C, D, B6, Zink, Eisen, Mangan, Kupfer, Selen oder Calcium

Schutzmöglichkeit

– Eisen zusammen mit Vitamin C und D sowie Kupfer reduziert das Cadmium. Reichliche Zink- und Selenaufnahme ist der beste Schutz gegen Cadmiumvergiftung.
– eiweißreiche Ernährung vermindert die Cadmium-Anreicherung
– die Niere benötigt die zinkhaltigen Enzyme

Folgen

– Nebennierenschädigung und Anämie
– Cadmium häuft sich schleichend und langsam über viele Jahre hinweg in den Nieren und in der Leber an. Wenn es sich einmal in den Organen abgelagert hat, wird nur wenig aus dem Körper wieder ausgeschieden.

- in weichem Wasser (entkalktem Wasser) ist mehr Cadmium gelöst als in hartem Wasser (kalkhaltigem Wasser)
- Cadmium, in Nieren abgelagert, schädigt diese und führt zu hohem Blutdruck
- Cadmium verdrängt Zink, blockiert die Enzyme und beeinträchtigt so die Entgiftung
- Cadmiumbelastungen im Körper stören den Calcium- und den Phosphor-Stoffwechsel

Blei

Schutzmöglichkeit
- Niedrige Spiegel von Zink, Eisen, Calcium und Phosphor. Umgekehrt heben Supplemente dieser Mineralstoffe, vor allem Zink und Eisen, eine Bleivergiftung auf. Erst kürzlich wurde festgestellt, daß Vitamin- E- und -C-Supplemente ebenfalls eine Bleivergiftung reduzieren.

Folgen
- Eine fortschreitende Bleivergiftung verursacht Anämie, Nieren-, Schilddrüsen- und Herzschäden sowie Gehirnrindendegeneration.
- Kinder reagieren mit Überaktivität, Lernschwierigkeiten
- allgemein: Konzentrationsschwierigkeit
- Nährstoffmangel erhöht die Wirkung von Blei

Aluminium

Schutzmöglichkeit
- Zur Vermeidung einer Aluminiumvergiftung ist weder äußerlich noch innerlich ein Produkt zu verwenden, das in seiner Zusammensetzung Bezeichnungen wie «Aluminia», «Aluminat», «Aluminium» enthält.
- Calcium verdrängt Aluminium aus dem Gewebe

Folgen
- Aluminium ist ein weitverbreiteter Schadstoff. Er spielt bei vielen Krankheiten eine Rolle, diskutiert wird die Alzheimer-Krankheit (degenerative Erkrankung der Großhirnrinde).

– Bei einer Aluminiumvergiftung ist der Fluor- und Phosphatstoffwechsel gestört. Im Laufe der Zeit kommt es zu einem Mineralienverlust in den Knochen mit nachfolgender Osteoporose (zerbrechliche Knochen).

Quecksilber

Schutzmöglichkeit

– Kleine Selenmengen in der Nahrung entgiften eine höhere Quecksilberkonzentration im Körper, besonders in Verbindung mit dem komplementären Antioxydans Vitamin E. Beide Mineralstoffe verbleiben im Körper und entgiften sich gegenseitig.

Folgen

– Allgemeine Anzeichen einer Quecksilbervergiftung sind unspezifische Depressionen, Erregbarkeit, Zittern, Schwindel und Diarrhöe.
– Das Metall lagert sich ab. Die Folge ist eine fortschreitende Degeneration des Gehirns, der Leber, der Nieren sowie der Eingeweide, was schließlich zum «Mad-Hatter»-Syndrom führt, einer Geisteskrankheit. Diese Krankheit kannte man früher vor allem unter Hutmachern und Kürschnern, die dem Quecksilbernitrat häufig ausgesetzt waren.

Transfettsäuren

Enthalten in Margarine, Zwischenverpflegungen, extrahierten Ölen, gerösteten Nüssen, stark erhitzten Fetten in Speisen

Schutzmöglichkeit

– gute Gallebildung und Enzymbildung kann den Schaden begrenzen

negativ

– peroxydierte ungesättigte Fettsäuren schädigen die Zellen und schwächen das Immunsystem
– peroxydierte Fettsäuren und oxydierte Cholesterine schädigen die Arterienwände und fördern die Arteriosklerose

Die Enzyme

Die Behandlung mit Enzymen gehört zu den ältesten Heilmethoden der Menschheit. Die in der Bibel im 2. Buch der Könige 20, Vers 7, erwähnte Feigentherapie ist eine Enzymbehandlung. Gleiches gilt für die therapeutische Nutzung des Milchsaftes oder der Nektariensekrete der Wolfsmilchgewächse oder der fleischfressenden Pflanzen bei z.B. Warzen, Verdauungsstörungen oder Karbunkeln. Die von Ambroise Paré im 16. Jahrhundert in Europa eingeführte «Madentherapie» bei Geschwüren oder die von Jean Senebiér im 18. Jahrhundert beschriebene Verwendung des Magensaftes von Raubvögeln zum Débridement (operative Entfernung von Fremdkörpern oder krankem, infiziertem oder abgestorbenem Gewebe aus einer Wunde) sind ebenfalls therapeutische Maßnahmen mit Enzymen.

Theodor Schwann entdeckte im 19. Jahrhundert das erste menschliche Enzym im Magensaft: Pepsin. Einmal mehr gelang es Louis Pasteur im gleichen Zeitraum zu beweisen, daß jede Art von Gärung durch einen bestimmten Gärungspilz (die verschiedenen Hefepilze) gefördert wird und durch Kochen gestoppt werden kann. Pasteur vermutete, daß Gärung eine Eigenschaft des Lebens sei. Die Enzymforschung nahm ihren Aufschwung.

Ende des 19. Jahrhunderts gelang dem deutschen Chemiker C. Eduard Buchner der Nachweis, daß nicht die Hefezellen die Gärung auslösen, sondern eine Substanz, die durch Erhitzung zerstört wird. Der alte Name «Fermente» wurde fallengelassen und neu der Begriff «Enzyme» (aus dem Griechischen) verwendet.

Die Enzymgruppen

Die Enzyme sind die eigentlichen Stoffwechselarbeiter. Nach heutigem wissenschaftlichem Stand gibt es rund 2500 verschiedene Enzyme. Der menschliche Körper darf also ohne Übertreibung mit einer chemischen Fabrik verglichen werden.

Sehr viele Enzyme des Menschen sowie aus dem Pflanzen- und Tierreich sind erforscht. Sie werden in folgende Gruppen eingeteilt:

Hydrolasen
Die Enzyme dieser Gruppe lösen chemische Verbindungen, indem sie Wasser zwischen die Bindungsstellen einlagern oder es entfernen. Dazu gehören unter anderem die eiweißspaltenden Enzyme, das Pepsin und das Trypsin.

Isomerasen
Sie bewirken, daß Verbindungen innerhalb eines chemischen Gleichgewichtes ineinander übergeführt werden, verändern also nur die Struktur einer solchen Verbindung.

Ligasen
Diese Enzyme bauen neue chemische Verbindungen auf; unterteilt werden sie nochmals nach den Verbindungen, die sie herstellen, in Enzyme, die entweder Kohlenstoff-Kohlenstoff-, Kohlenstoff-Sauerstoff-, Kohlenstoff-Stickstoff- oder Kohlenstoff-Schwefel-Verbindungen aufbauen.

Lyasen (Desmolasen)
Enzyme aus dieser Gruppe wirken im Prinzip umgekehrt wie die Ligasen, lösen also die chemischen Verbindungen zwischen Kohlenstoffatomen, Kohlenstoff und Stickstoff, Kohlenstoff und Schwefel oder Kohlenstoff und Chlor.

Oxydoreduktasen
Dazu gehören Enzyme, die Sauerstoff oder Wasserstoff zwischen Stoffen übertragen und dadurch die Oxydation des einen und Reduktion des anderen Stoffs bewirken. Als Oxydation bezeichnet man heute nicht mehr nur die Verbindung von Stoffen mit Sauerstoff (Verbrennung), sondern ganz allgemein den Verlust von Elektronen. Deshalb sind alle energieliefernden Prozesse im Körper Oxydationsprozesse. Als Reduktion bezeichnet man die Aufnahme eines Elektrons in ein Atom oder eine Atomgruppe, also das Gegenteil der Oxydation.

Transferasen
Im Gegensatz zu den Oxydoreduktasen übertragen diese Enzyme nicht einzelne Elemente, sondern Atomgruppen von einem Stoff auf den andern; sie

werden nochmals unterteilt nach den Gruppen, die sie übertragen.

Einer dieser sechs großen Enzymgruppen lassen sich alle heute bekannten Enzyme zuordnen. Deshalb spielt dieses System in der modernen Enzymforschung eine zentrale Rolle – insbesondere dann, wenn neue Enzyme entdeckt und katalogisiert werden müssen.

In der Enzymtherapie arbeitet man hauptsächlich mit den Enzymen des Verdauungstraktes.

Enzyme der Verdauung – Mund

Die Speicheldrüsen produzieren das Enzym Amylase. Die Amylase ermöglicht bereits eine Vorverdauung der Stärke. Wenn Brot lange genug gekaut wird, schmeckt es süßlich. Der Körper kann also bereits über den Mund Stärke in Malzzucker abbauen. Damit das Enzym optimal wirken kann, muß der Speichel den pH- Wert von 6,3 – 7,2 haben. Zu saurer oder zu basischer Speichel behindert die Amylasen-Tätigkeit. Man kann den Speichel mit pH-Indikatorpapier messen (erhältlich in Drogerien und Apotheken).

Zu saurer Speichel
Kariesbildung. Die Nahrung enthält zu viele säurebildende Nahrungsmittel: Süßigkeiten, Weißmehl, Alkohol, Limonaden usw.

Zu basischer Speichel
Zahnsteinbildung. Häufig bei zu fleischreicher Ernährung anzutreffen oder bei einem gestörten Mineralstoffwechsel und bei Mangelerscheinungen des Vitamin-B-Komplexes.

Amylasen in der Industrie
Herstellung von Bier und Schnaps aus Getreide

Ablauf der Verdauung

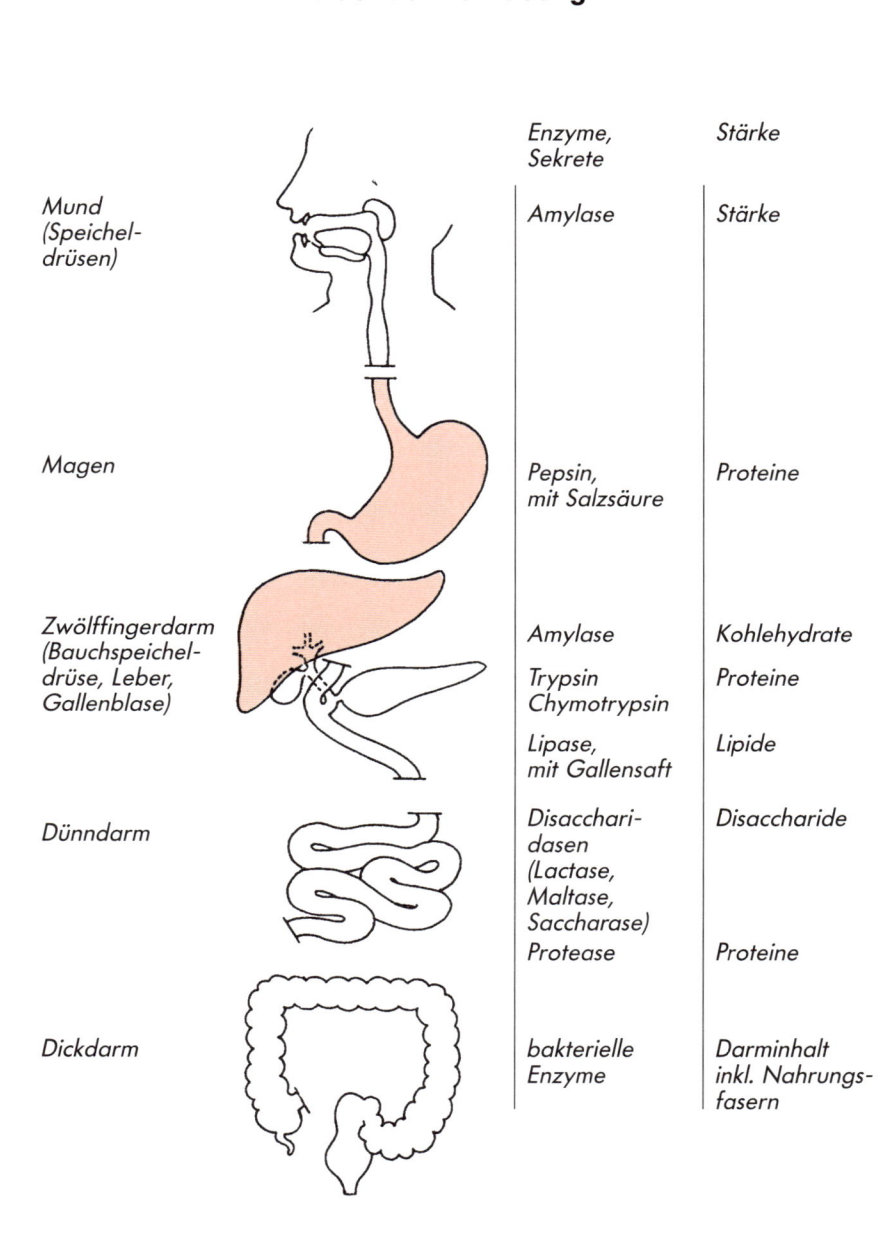

		Enzyme, Sekrete	Stärke
Mund (Speichel-drüsen)		Amylase	Stärke
Magen		Pepsin, mit Salzsäure	Proteine
Zwölffingerdarm (Bauchspeichel-drüse, Leber, Gallenblase)		Amylase	Kohlehydrate
		Trypsin Chymotrypsin	Proteine
		Lipase, mit Gallensaft	Lipide
Dünndarm		Disacchari-dasen (Lactase, Maltase, Saccharase)	Disaccharide
		Protease	Proteine
Dickdarm		bakterielle Enzyme	Darminhalt inkl. Nahrungs-fasern

Der Weg der Nahrung durch den Verdauungstrakt

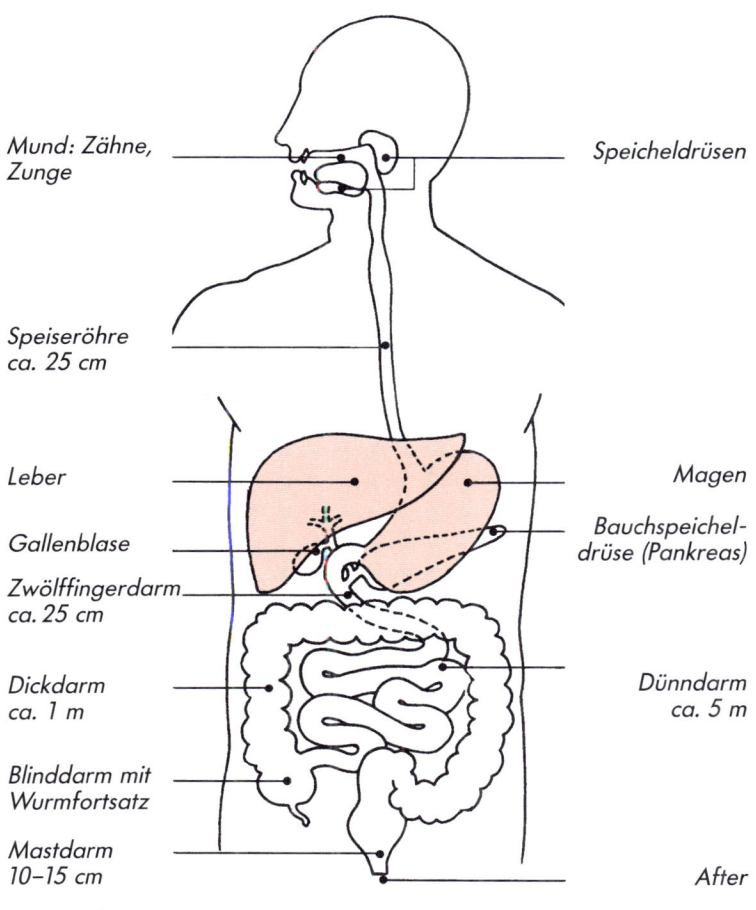

Mund: Zähne, Zunge

Speicheldrüsen

Speiseröhre ca. 25 cm

Leber

Magen

Gallenblase

Bauchspeicheldrüse (Pankreas)

Zwölffingerdarm ca. 25 cm

Dickdarm ca. 1 m

Dünndarm ca. 5 m

Blinddarm mit Wurmfortsatz

Mastdarm 10–15 cm

After

Amylasen in Therapien
Enzymmischungen: für Rheumatiker, Reizzustände bei degenerativer Gelenk-
und Wirbelsäulenerkrankung, Ödemen. Bei vielen Entzündungsformen wie
Nebenhöhlenentzündung, Bronchitis usw.

Herstellung der Amylasen
aus Pilzen

Enzyme der Verdauung – Magen

Der Magen ist zuständig für die Verdauung des Eiweißes. Dafür stehen ihm die
zwei Enzyme Kathepsin und Pepsin und die Salzsäure zur Verfügung. Damit die
Enzyme optimal wirken können, muß der Mageninhalt (Speisen) einen pH-Wert
von 1,8 bis 3,8 haben. Die Salzsäure wirkt im Magen zugleich als Desinfektionsmittel und räumt mit allen säureempfindlichen Bakterien auf. Die Verdauung
der Amylasen geht auch im Magen weiter. Eine normale Mischkost verweilt 4
bis 6 Stunden im Magen.

Kathepsin
Kathepsin ist ein eiweißspaltendes Enzym, das in den Gewebszellen vorkommt.
Es leitet die Verdauung noch vor dem Pepsin ein. Es baut alte, geschädigte Zel-
len ab und ermöglicht so die Zellneubildung.

Pepsin
Pepsin ist ein eiweißspaltendes Enzym und wird in der Magenwand gebildet. Es
dient der Vorverdauung des Eiweißes und kann seine Wirkung nur entfalten,
wenn genügend Salzsäure vorhanden ist.

Chymosin
Chymosin ist ein Labferment für die Aufschließung des Milcheiweißes. Für
Säuglinge ist dieses Enzym lebenswichtig.

Magensaft- und Enzymmangel

Die Speisen liegen wie Steine im Magen. Saures Aufstoßen und Magenbrennen sind die Folge. Bei Salzsäuremangel kommt es häufig zu Durchfall, und im Stuhl entdeckt man unverdaute Pflanzenbestandteile. Bei Enzymmangel entsteht nach Fleisch- oder Milchprodukte-Mahlzeiten ein Klumpgefühl im Magen.

Pepsin in Therapien

In verdauungsfördernden Präparaten zur Unterstützung des Magensaftes. Mit Salzsäure angereichert, sind diese Präparate ideale Desinfektionsmittel auf Reisen, um Durchfall vorzubeugen.

Vorsicht

Bei Magenschleimhautentzündung oder Magengeschwüren dürfen diese Enzympräparate nur auf Anordnung des Arztes eingenommen werden.

Enzyme der Verdauung – Zwölffingerdarm

Schubweise verläßt nun die Nahrung in Form eines Speisebreis den Magen. Er ist nun bereit für die große Verdauungsarbeit. Die Darmschleimhaut produziert das Enzym Enterokinase, welches die Enzyme Chymotrypsinogen und Trypsinogen der Bauchspeicheldrüse in die aktive Form umwandelt.

Enzyme der Verdauung – Bauchspeicheldrüse

Die Bauchspeicheldrüse leistet die eigentliche Verdauungsarbeit. Sie ist ein großer Enzymlieferant. Von der Qualität der Enzyme hängt unser Wohlbefinden ab. Der vom Organ produzierte Verdauungssaft, es sind 2 Liter täglich, enthält die folgenden Enzyme:

Trypsin
wichtig für die Eiweißverdauung

Chymotrypsin
Es führt die von den Enzymen Pepsin und Trypsin eingeleitete Eiweißverdauung zu Ende.

Peptidasen und Elastasen

Amylasen
Abbau der Kohlehydrate

Lipasen
Die Lipasen brauchen die Galle, um ihre Wirkung zu entfalten. Sie emulgiert die Fette im Darm und gibt den Enzymen damit die nötige Angriffsfläche.

Enzymmangel – allgemein
Schlechter Futterverwerter, trotz häufiger Mahlzeiten schlank. Großer, voluminöser Stuhl. Übelriechende Blähungen. Durchfall.

Lipasenmangel
Leicht feststellbar. Bei schlechter Fettverdauung schwimmt der Stuhl im Wasser der Toilettenschüssel. Ist der Stuhl von heller Farbe, fehlt für die Fettverdauung die Galle.

Therapien
Die Enzyme der Bauchspeicheldrüse werden vor allem als Verdauungshilfen bei Enzymmangel eingesetzt. Einsatz ebenfalls bei Sportverletzungen (Prellung, Verstauchung, Zerrung, Bluterguß), Gefäßerkrankungen, zur Nachbehandlung von Thrombosen, zur Verminderung von Lymphödemen, bei Wachstumsveränderungen wie Metastasenprophylaxe, Autoimmunerkrankungen usw. Lokale Anwendung in Form von Salben, Puder, Preßlingen oder Lösungen bei Druckgeschwüren, bestimmten Akneformen, Verbrennungen und Fisteln.

Herstellung von Bauchspeicheldrüsen-Enzymen
Vereinzelt lassen sie sich durch Mikroorganismen herstellen oder sie werden aus Tiergewebe gewonnen. Pankreatin ist ein Enzymkomplex, der aus der Rinder- oder Schweinebauchspeicheldrüse gewonnen wird. Das Enzymmuster gleicht dem menschlichen. Die Qualität der Enzyme hängt vom Reinigungs- und Herstellungsprozeß ab.

Enzyme der Verdauung – Dünndarm

Im Dünndarm wird die Nahrung weiter abgebaut, bis die in Einzelbestandteile aufgespaltenen Nährstoffe die Darmschleimhaut passieren können und ins Blut gelangen. Disaccharidasen wie Lactase, Maltase und Saccharase zerlegen die Zweifachzucker in Einfachzucker.

Proteasen
Das Enzym Erepsin baut mit Hilfe von Trypsin und Pepsin die Eiweiße zu Aminosäuren ab. Zu wenig darmaktive Enzyme: fehlt ein bestimmtes Enzym, kann ein bestimmtes Lebensmittel nicht abgebaut werden. Durchfall kann die Folge sein.

Lactase
Das milchzuckerspaltende Enzym löst bei Mangel Verdauungsprobleme, Unwohlsein und Durchfall aus, sobald ein Frischmilchprodukt gegessen wird, das Milchzucker enthält. Die aus Milch hergestellten Fettprodukte (Butter, Sahne/Rahm) enthalten kaum Milchzucker. Besser verträglich sind leicht angesäuerte Milchprodukte.

Saccharase
Fehlt dieses Enzym, löst weißer Zucker Durchfall aus. Kommt vor allem bei Kleinkindern vor.

Herstellung von darmaktiven Enzymen
Heute gelingt es, diese Enzyme mit Mikroorganismen herzustellen.

Enzyme der Verdauung – Dickdarm

Im Dickdarm sind hauptsächlich bakterielle Enzyme wirksam, die mit dem Organismus eine Arbeitsgemeinschaft eingegangen sind. Sie produzieren einesteils Vitamine, andernteils sorgen sie für eine noch bessere Verwertung der Nahrungsfasern.

Therapien
Zur Behandlung des Dickdarmmilieus werden vor allem Präparate verwendet, die Darmbakterien enthalten.

Die pflanzlichen Enzyme

Bromelain
Bromelain ist eine Kombination verschiedener Enzyme und besteht aus eiweißspaltenden und glycolytischen Teilen. Reich an Bromelain ist der unterste Teil des Stengels der Ananaspflanze. Schon die Indianer wußten um diese Wirkung. Qualitätsunterschiede sind auf das Anbaugebiet und den Reinigungsprozeß zurückzuführen. Die glycolytischen Enzyme werden während der Reinigung entfernt, zurück bleiben die eiweißspaltenden Enzyme.
Die pflanzlichen eiweißspaltenden Enzyme unterstützen die Wirkung der eiweißspaltenden Enzyme des Bauchspeichels. Sie gelangen unverändert ins Blut. Sie unterstützen die Bildung der Gewebshormone und können diese in ein ideales Gleichgewicht bringen. Bromelain wird eingesetzt bei Entzündungen, Ödemen und Störungen des Immunsystems.

Papain
Dieses Enzym wird aus dem Milchsaft des Melonenbaums (Carica papaya) gewonnen. Es hat eine eiweißspaltende Wirkung und kann als pflanzlicher Ersatz für das Pepsin bei Verdauungsproblemen im Magen verwendet werden. Papain in Pulverform wurde früher als Weichmacher für Fleisch verwendet. In der Heilkunde setzte man es bei Wurmbefall mit Erfolg ein. Bei dieser Behand-

lung durfte aber keine eiweißhaltige Mahlzeit eingenommen werden, damit sich das Enzym Papain an die Würmer hielt. Heute findet Papain Verwendung in der Enzymtherapie bei Verdauungsstörungen und bei entzündlichen Prozessen.

Die menschlichen Enzyme

Der Mensch verfügt selbstverständlich nicht nur über die paar wenigen Enzyme im Verdauungstrakt. Diese sind zwar für das Wohlbefinden äußerst wichtig, handelt es sich doch um Vorarbeiter für die weit wichtigeren Enzyme, die aktiv werden, sobald die Einzelbestandteile der Nährstoffe im Blut oder in der Lymphe sind. Ein Heer von Enzymen steuert die Umbauarbeit der aufgenommenen Nahrung zu körpergerechter Nahrung, den Transport zu den Organen und die Verbrennung (Energiegewinnung).

Diese Enzyme befinden sich in den einzelnen Organen, wo sie auch gebildet werden. Die Leber spielt dabei als großer Enzymlieferant eine zentrale Rolle.

Die Enzymbildung

Ein gesunder Körper bildet entsprechend seinem Bedarf und der zugeführten Nahrung die notwendigen Enzyme. Ein Enzym besteht aus zwei Komponenten. Die eine bildet der Körper selbst aus Eiweiß, ähnlich einem Gerüst, die zweite setzt sich u.a. aus Vitaminen oder Mineralien zusammen, die mit der Nahrung aufgenommen werden. Erst wenn diese beiden Substanzen sich verbinden, wird das Enzym zum aktiven Stoffwechselarbeiter und kann seine Funktion ausüben.

Der Enzymmangel

Ein Enzymmangel kann einesteils mit gewissen Nahrungsmitteln (siehe enzymbildende Nahrungsmittel, Seite 73), andernteils durch die Einnahme von Vitamin- und Mineralstoffpräparaten ausgeglichen werden (Multivitamin-Präparate, Vitamin- und Mineraliendragees, Magnesium). Beide sind in der Lage, die Enzymmenge zu steuern.

Die Lebensdauer der Enzyme

Enzyme leben nur kurze Zeit. Sobald sie ihre Arbeit verrichtet haben, ist das Vitamin oder das Mineral verbraucht. Es wird ausgeschieden oder in der Zelle eingelagert. Zurück bleibt das Eiweißgerüst. Der Körper bildet nun wieder ein neues aktives Enzym. Es handelt sich um einen ständigen Prozeß, von dem die Leistungsfähigkeit unseres Stoffwechsels abhängt.

Der Enzympunkt

Der Enzympunkt läßt sich zwar nicht messen, aber unser Wohlbefinden gibt sehr wohl Aufschluß, ob er stimmt.
Bei hohem Stoffwechsel-Gleichgewicht, d.h. wenn der Enzympunkt stimmt, fühlen wir uns fit und leistungsfähig. Die Haut ist straff. Man denkt sofort an einen jungen, gesunden Menschen. Diese haben normalerweise keine Mühe mit der Bereitstellung der Enzyme, die der Körper bei vitalstoffreicher Ernährung ohne große Probleme produziert.
Bei gestörtem Stoffwechsel-Gleichgewicht ist auch der Enzympunkt tief. Er macht sich u.a. bemerkbar durch Haarausfall, Kopfschmerzen, Blähungen oder andere Beschwerden. Man denkt sofort an einen älteren Menschen. Tatsache ist, daß der Körper mit zunehmendem Alter Mühe hat, die Enzyme bereitzustellen. Wichtig ist in diesem Falle, die Enzymbildung mit Vitaminen und Mineralstoffen anzuregen und seine tägliche Ernährung enzymreich zu gestalten. Zu den Maßnahmen gehört aber auch, für eine gute Verdauung zu sorgen, damit der Körper die stoffwechselinternen Enzyme bilden kann und nicht durch falsche Lebensmittel behindert wird.

Enzymbildende Nahrungsmittel

Diese Nahrungsmittel enthalten Stoffe, die der Körper benötigt, um bestimmte Enzyme zu bilden. Da diese Stoffe durch den Kochprozeß zerstört werden, sollte rund ⅓ der täglichen Ernährung aus Rohkost bestehen.

Grundsätzlich gilt: je unbehandelter und natürlicher ein Nahrungsmittel ist, desto wertvoller für den Stoffwechsel.

Gemüse und Salate
Damit ein geschwächtes Enzymsystem Gemüse und Salat verwerten kann, braucht es frische Gewürzkräuter: Basilikum, Bohnenkraut, Sellerieblätter, Estragon, Liebstöckel, Majoran/Oregano und zum Würzen Sojasauce.
Bei fehlender Salzsäure (Blattbestandteile im Stuhl sichtbar): frischer Ingwer, Pfeffer oder Curry zum Würzen.

Sprossen und Keimlinge
Sprossen und Keimlinge sind reich an Vitaminen und gut resorbierbaren Mineralstoffen, insbesondere Magnesium und Eisen.
Sprossen (aus Samen gezogen) dürfen und sollen roh verzehrt werden. Nicht aber die Keimlinge (aus Hülsenfrüchten): sie enthalten ungünstig wirkende, teilweise giftige Inhaltsstoffe. Durch kurzes Blanchieren (2 bis 3 Minuten in kochendem Wasser) werden diese Stoffe zerstört. Trotz dem Blanchieren ist der Nährstoffgehalt immer noch sehr günstig.

Vollkorn
Geschrotet oder gequetscht: Müsli, Frischkornbrei

Milchprodukte
Produkte aus Bio-Milch, günstig sind angesäuerte Milchprodukte, z.B. Kefir

Früchte
Roh essen. Nicht mit anderen Lebensmitteln kombinieren. Damit beugt man Gärungen im Magen-Darm-Trakt vor.

Oxydoreduktasen

Zu dieser wichtigen Gruppe gehören die Enzyme, welche für die Verwertung des Sauerstoffes zuständig sind. Unterstützen kann man diesen Prozeß, wenn man dunkle Gemüse- oder Fruchtsäfte (rote Bete/Rande, schwarze Johannisbeeren, Holunder, Heidelbeeren, schwarze Kirschen) trinkt. Diese Säfte enthalten einen Farbstoff (Anthozyanide), der Nahrung ist für die wichtigen Oxydoreduktasen. Sie liefern dieser Enzymgruppe ein Wasserstoff-Element, was eine bessere Entgiftung des Stoffwechsels garantiert.

Enzymbringende Nahrungsmittel

Es gibt eine Reihe enzymreicher Lebensmittel, mit denen der Enzymhaushalt unterstützt werden kann.

Gärungsprodukte
Am enzymhaltigsten sind Produkte in einem aktiven Gärungsprozeß. Man muß nur die Beobachtung von Louis Pasteur vor Augen haben: Gärung heißt Leben.

Wasserkefir und Kombucha-Teepilz
Mit diesen Gärungspilzen lassen sich enzymreiche Getränke selbst herstellen. Der gesundheitliche Vorteil liegt im Gärungsprozeß, der durch die Pilze ausgelöst wird. Es entsteht ein frisches Getränk mit lebenden Makromolekülen und hohem Enzymanteil. Vor jeder Mahlzeit ein Glas trinken.

Unvergorener Trauben- und Apfelwein (Most)
Im Herbst, wenn der Trauben- und Apfelwein zu gären beginnt, kann eine richtige Enzymkur gemacht werden. Das Fruchtgetränk muß frisch ab Presse (unpasteurisiert) sein.

Sauerkraut
Das Sauerkraut ist ein guter Enzymlieferant. Zur täglichen Enzymversorgung hat sich eine Gabel rohes Sauerkraut vor der Mahlzeit bewährt.

Sojasauce
Sie gehört zu den ältesten Enzymlieferanten. In Asien wird sie zu jeder Mahlzeit gereicht, um die Verdauung zu erleichtern. Für die Herstellung der Sojasauce braucht es Sojamehl, Reis oder Gerstenmehl und einem Schlauchpilz (Apergillus oryzae). Der Pilz sorgt für die Gärung. Das Enzym der Sojasauce heißt Pronase und hilft bei der Eiweißverdauung.

Worcestersauce
Mit Vorteil zu Fleischgerichten nehmen.

Ananas
Die frische Ananas versorgt uns mit Bromelain. Man sollte den Stengel keinesfalls entfernen, sondern ihn sehr fein schneiden und wie ein Gewürz unter den Salat mischen.

Papaya
Vor allem bei schwierigem Stoffwechsel als morgendlicher Muntermacher geeignet. Es sollten immer ein paar Samen mit dem Fruchtfleisch mitgegessen werden.

Feigen
Sie gerieten wegen des hohen Zuckeranteils zu Unrecht in Mißkredit, sind sie doch gute Enzymlieferanten. Man kann sehr gut ein Abendessen mit Feigen machen. Das hilft dem Stoffwechsel, sich zu entgiften, und entlastet die Leber.

Enzymhemmende Nahrungsmittel

– weißer Zucker, Limonaden (Cola-Getränke usw.), Bonbons, Schokolade
– Weißmehl und Ruchmehl und daraus hergestellte Nahrungsmittel; polierter Reis
– jede Art von Konserven
– Wurstwaren
– Milchprodukte mit Zusatzstoffen wie Emulgatoren, Stabilisatoren, Konservierungsmittel, Farbstoffe usw.

– Fertigprodukte
– Zusatzstoffe jeder Art wie Emulgatoren, Konservierungsmittel, Stabilisatoren, synthetische Farbstoffe usw.

Enzymräuber

Enzymräuber sind Substanzen, mit denen der Körper keine Enzyme bilden
kann, aber um so mehr benötigt, um diese Stoffe unschädlich zu machen.
– Umweltgifte: Schädlingsbekämpfungsmittel, Unkrautvertilger usw. Eine
  Gefahr sind Blei, Cadmium, Aluminium und Quecksilber.
– Genußmittel: Kaffee, Tee, Alkohol, Nikotin
– Medikamente: Schlafmittel, Cortison, Antibiotika und speziell Narkosen.
  Es kann häufig beobachtet werden, daß nach einer medikamentösen
  Behandlung das Körpergewicht zunimmt, die Figur sich unschön verän-
  dert, obwohl die Lebensgewohnheiten immer noch dieselben sind. Dies
  liegt daran, daß die Medikamente den Enzympunkt geschwächt haben
  und der Stoffwechsel dadurch die aufgenommene Nahrung nicht mehr
  richtig verbrennen kann.

Der Enzymhaushalt

Jeder Nährstoff übt im Stoffwechselgeschehen ganz spezifische Funktionen
aus. Vom Enzymhaushalt hängt es ab, wie schnell und wo ein Nährstoff aktiv
werden kann. Der Körper entscheidet, ob er einen Nährstoff aufnehmen will
oder ihn unverwertet im Darm beläßt. Wird er tatsächlich ins Blut aufgenommen, so bestimmen noch einmal der Organismus respektive die Enzyme, was zu
geschehen hat.
Wartet ein Enzymteil gierig auf einen Partner, der in diesem Moment angelie-
fert wird, beginnt der Stoffwechsel wie eine zufriedene Katze zu schnurren. Es
braucht nun nur noch ein wenig Geduld, bis man ein sichtbares Resultat hat.
Es kann vorkommen, daß der Organismus die Vitalstoffe anders einsetzt, als
man das will. So werden die für die Verbesserung der Haarqualität eingenom-
menen Vitalstoffe vom Körper für die Regeneration der Schleimhäute einge-

setzt. So gesehen vorerst eine Enttäuschung, spürt man doch nichts und sieht man nichts. In diesem Falle braucht es nun Geduld. Sind die Schleimhäute einmal zufrieden, werden auch die Haare in dem Glanz erstrahlen, den man sich wünscht.

Diese Selbstbestimmung des Körpers veranlaßt viele Menschen zur Aussage, daß Vitalstoffe unnötig sind, weil sie nicht sofort das gewünschte Resultat bringen. Die Wirkung im Körper kann durch die Einnahme von Kräutern bedingt beeinflußt werden (Seite 73).

Die individuelle Ernährung

Eine Ernährungsform kann nie für alle richtig sein, dafür ist der menschliche Stoffwechsel zu individuell. Man kennt zwar die Grundbedürfnisse des menschlichen Organismus, aber wieviel und was ein bestimmter Stoffwechsel optimal erarbeiten kann, darüber weiß man noch wenig. Hier muß jeder sein eigener Detektiv sein, sich beobachten und die Sprache seines Körpers kennenlernen und danach handeln.

Mißachtet man die Körpersignale, wird der Organismus unnötig strapaziert und belastet und es kann mittel- oder langfristig zu Beschwerden oder gar Krankheit kommen.

Das Buch vermittelt Basis-Informationen rund um die Ernährung und individuellen Stoffwechsel-Bedürfnisse und zeigt Wege auf, was bei Mangelerscheinungen und Beschwerden jedermann zum Wohle einer robusteren Gesundheit tun kann.

In meinen 20 Jahren Arbeit im Bereiche Ernährung konnte ich bei Hilfesuchenden viel beobachten und Erfahrungen sammeln bezüglich Körperverhalten und Stoffwechselreaktionen. Ich habe viele Menschen betreut, die nicht krank waren, aber sich auch nicht gesund fühlten. Ich habe gelernt, daß die Auswahl der Nahrungsmittel zwar wichtig ist; was jedoch zählt und viel ausschlaggebender ist, ist die individuelle Verarbeitung der Lebensmittel.

Stoffwechseltypen

Der Stoffwechsel läßt sich grob in zwei Gruppen einteilen:

Stoffwechsel-Mangelerscheinungstyp
Dieser Stoffwechseltyp zeichnet sich dadurch aus, daß er bei Höchstleistung körpereigenes Gewebe verbrennt und so der Leber die nötigen Nährstoffe für diesen Kraftakt der Verarbeitung zur Verfügung stellt. Die Regeneration ist gering. Vitamin- und Mineralienmangel sind ausgeprägt.

- Wohlbefinden: Dauernd müde und erschöpft. Von einer Anstrengung erholt man sich von Mal zu Mal schlechter. Die Erfüllung der täglichen Pflichten wird zur Qual.
- Aussehen: Dünne, papierähnliche Haut. Schütteres, dünnes Haar. Schlechte Nagelqualität. Vorwiegend schlanke Statur. Frühzeitige Alterung.
- Innere Organe/Gelenke: Bei einer Untersuchung stellt der Arzt häufig Senkorgane fest. Neigung zu Abnützungserscheinungen.
- Eßverhalten: Das Essen ist nicht allzu wichtig. Große Vorliebe für Fastenkuren. Damit wird das Fehlverhalten des Körpers unterstützt, eigenes Zellgewebe abzubauen. Interessanterweise fühlt sich dieser Stoffwechseltyp während einer Fastenkur sehr wohl und fit.

Bei diesem Mangelerscheinungstyp muß die Regeneration angeregt und der Körper gezwungen werden, neues Zellmaterial zu bilden. Eine Stoffwechselumstellung ist zwingend. Bei Fastenkuren ist Vorsicht geboten.

Stoffwechsel-Stauungstyp
Dieser Stoffwechseltyp besitzt die Eigenart, selbst bei Höchstanstrengung nicht alles zu verbrennen. Häufig wird bereits im Darm das Lebensmittel nicht richtig abgebaut. Ungeeignete Nährstoffe passieren die Darmschleimhaut und gelangen ins Blut, die für die Leber Mehrarbeit bedeuten. In manchen Fällen kann sie ihre Aufgabe mehr schlecht als recht wahrnehmen und schiebt das schwierige Material via Blut ins Gewebe ab. Die Zelle kann davon nicht ernährt werden, die Zwischenprodukte bleiben im Bindegewebe des Körpers liegen.

– Wohlbefinden: Interessanterweise voller Energie.
– Eßverhalten: Menschen mit diesem Stoffwechsel haben dauernd
  Gewichtsprobleme und probieren x-Schlankheitsdiäten aus. Der Stauungs-
  typ leidet oft unter Hunger, weil die Zellen trotz des Übergewichts unter-
  ernährt sind. In dieser Stoffwechselgruppe sind vor allem die Eßfreudigen
  anzutreffen.
– Gesundheit: Wenn die Zellverschlackung nicht angegangen wird, kann es
  zu einem chronischen Leiden wie Rheuma kommen.

Der Vitamin- und Mineralienmangel ist die eigentliche Ursache der Stoffwech-
sel-Fehlfunktionen.

Stoffwechsel-Mischtyp

Es kann auch vorkommen, daß sich das Stoffwechselbild innerhalb der beiden
Gruppen auf die eine oder andere Seite verschiebt. Da das Grundproblem bei-
der Stoffwechsel ähnlich gelagert ist, muß primär die Verdauungsschwäche
behoben werden.

Lustvoll essen

Die Lust am Essen ist wichtigste Voraussetzung für eine gesunde Verdauung.
Wer nur ungern oder unter Zwang ißt, ißt falsch, auch wenn er sich noch so
gesund ernährt. Widerwille oder gar Ekel lähmt die Produktion von Verdauungssaft, Gallensaft und Bauchspeicheldrüsensaft. Wer gut gegessen hat, fühlt
sich auch nach dem Essen angenehm entspannt. Er hat bereits 20 Minuten nach
dem Essen, wenn die Verdauung im Magen schon auf Hochtouren läuft, kein
Schweregefühl im Magen.

Behandlungsplan – Mangelerscheinungstyp

Morgen
1 Multivitamin- und Mineraliendragee
1 Vitamindrageee mit Magnesium
¼ Meßlöffel Basenpulver
5–20 Bittertropfen, ca. 15 Minuten vor dem Essen
10–20 Tropfen Mariendisteltinktur, ca. 15 Minuten vor dem Essen (mit etwas
Wasser einnehmen)

Der Mangelerscheinungstyp

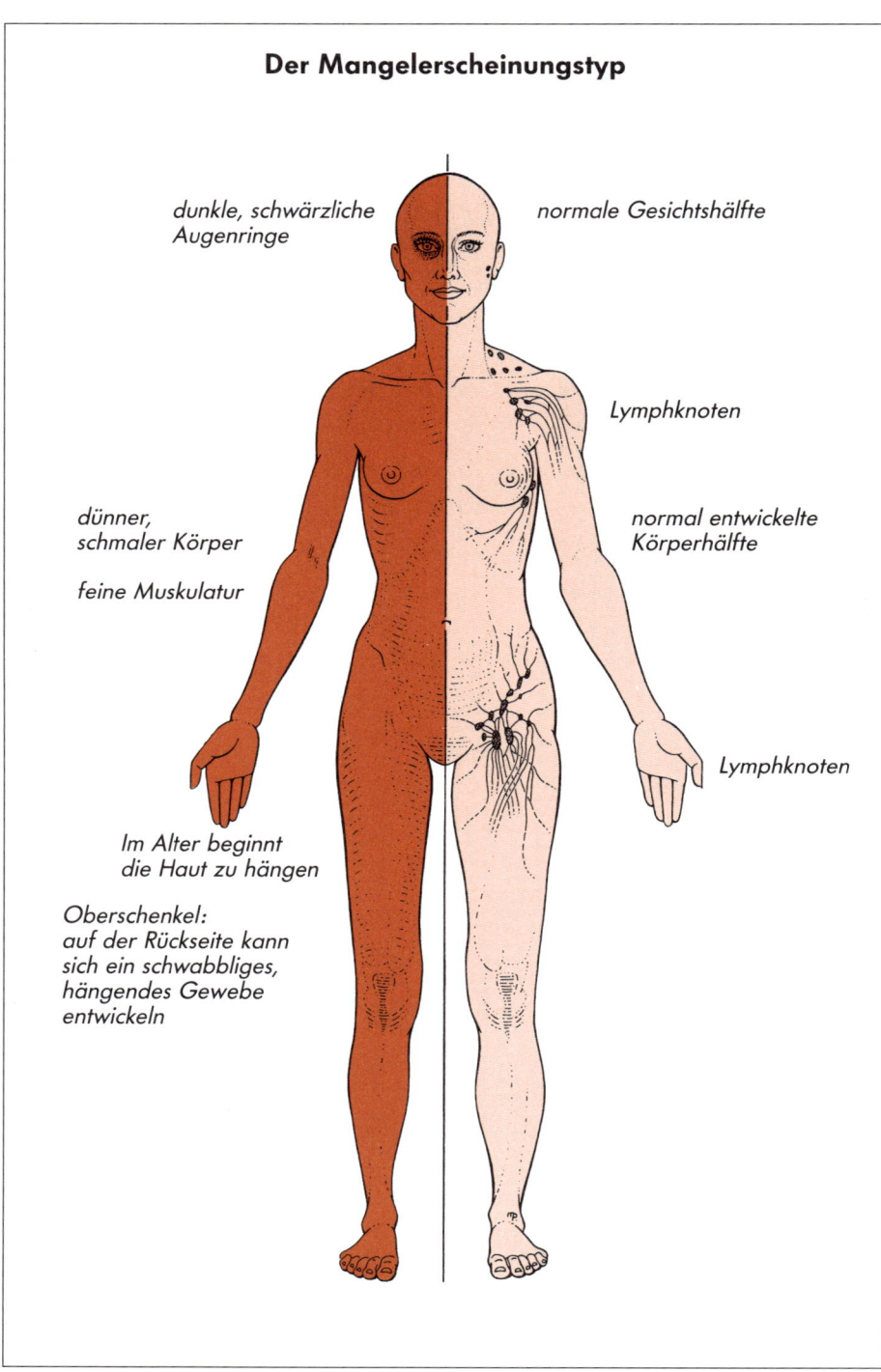

dunkle, schwärzliche
Augenringe

normale Gesichtshälfte

Lymphknoten

dünner,
schmaler Körper

feine Muskulatur

normal entwickelte
Körperhälfte

Lymphknoten

Im Alter beginnt
die Haut zu hängen

Oberschenkel:
auf der Rückseite kann
sich ein schwabbliges,
hängendes Gewebe
entwickeln

Mittag
5–20 Bittertropfen vor dem Essen
10–20 Tropfen Mariendisteltinktur, ca. 15 Minuten vor dem Essen

Abend
1 Vitamindragee mit Magnesium
1 Vitamin-E-Präparat
¼ Meßlöffel Basenpulver Rebasit
5–20 Bittertropfen, ca. 15 Minuten vor dem Essen
10–20 Tropfen Mariendisteltinktur, ca. 15 Minuten vor dem Essen

Begleitende Phytotherapie

Die Entgiftung des Stoffwechsels wird mit einer Phytotherapie angeregt. Einfach und ideal ist es, schwachen Kräutertee zu trinken, an einem Tag 1 Liter Leber-Gallen-Tee, am andern Tag 1 Liter Nierentee.
Sehr wichtig: Sobald der Körper entschlackt, wird der Stuhl dunkel, der Urin übelriechend. Der Körper verliert dabei Kochsalz, das unbedingt ersetzt werden muß: ½ Kaffeelöffel Kochsalz täglich, am besten mit den Mahlzeiten.

Die Wirkung der einzelnen Stoffe

Mit diesem Programm wird der Körper optimal mit Vitaminen und Mineralien versorgt, wodurch die Enzymbildung aktiviert wird. Durch das Basenpulver wird das Säure-Basen-Gleichgewicht gestärkt. Die Bittertropfen regen die Verdauungssäfte an, und die Mariendisteltropfen unterstützen die Leberfunktion.

Die Ernährung

Bei diesem Stoffwechsel ist die Verbrennung wegen der Enzymschwäche nicht optimal. Die Situation kann mit entsprechender Ernährung verbessert werden. Ideal sind über den Tag verteilt fünf kleinere Mahlzeiten. Die Menge muß sich nach dem Appetit richten. Es hat keinen Zweck, sich zum Essen zu zwingen. Wichtig ist, die enzymliefernden Lebensmittel in die Ernährung zu integrieren. Die Wahl der Nahrungsmittel stimmt, sobald man sich in besserer körperlicher Verfassung fühlt und die Leistungsfähigkeit zurückgekommen ist.
Wichtig: Bei diesem Stoffwechsel darf man keine Trennkost machen, also immer

Kohlehydrate und Eiweiß kombinieren. Trennkost unterstützt die Gewichtsreduktion. Bei diesem Stoffwechsel kann diese Ernährung zum Abbau von Muskulatur und Organgewebe führen.

Mahlzeiten

erlaubt	verboten
– Spaghetti bolognese mit viel Käse	– Spaghetti napolitaine
erlaubt	verboten
– Nußgebäck mit Fruchtzucker	– Gebäck aus Mehl, Zucker und Fett
erlaubt	verboten
– Mahlzeit mit viel Gemüse, Eiweiß (Fleisch, Tofu, Nüsse und eine Beilage, bestehend aus Reis, Kartoffeln usw.)	– Gemüse mit Reis, Teigwaren oder Kartoffeln

Das Prinzip dieses Stoffwechsels ist sehr einfach. Man darf essen, aber man darf den Blutzuckerspiegel nicht zu tief sinken lassen. Denn sobald dieser zu tief ist, ist dieser Stoffwechsel nicht mehr in der Lage, die Energie für eine gute Verdauung aufzubringen. Bei dieser Veranlagung darf man sich nicht ausgehungert auf die Mahlzeit stürzen, sonst melden sich danach Müdigkeit und Schlappheit und etwas später Blähungen. Mit kleinen Zwischenmahlzeiten kann dem begegnet werden.

Zwischenmahlzeiten

erlaubt	verboten
– alle Sorten Nüsse; mit einem Glas Wasserkefir kombinieren – alle Sorten Samen, z.B. Sonnenblumenkerne, Sesam, Mohnsamen, mit Feigen oder Ananas – Quark mit etwas Sojasauce und Gemüse – 1 Becher Milchkefir	– Süßigkeiten (schwächen den Enzymhaushalt des Verdauungstraktes)

Menüplan
Frühstück
– Ei, Käse, Schinken mit etwas Vollkornbrot, Tee
– Quarkmüsli mit Blanc battu, Nüssen und geriebenem Apfel, dazu etwas
  Vollkornbrot, eventuell Milchkaffee
  Wenn man morgens keinen Hunger verspürt, ißt man eine Frucht. Und
  man kann sich angewöhnen, auf dem Arbeitsweg ein paar Mandeln zu
  knabbern. Damit wird die Stoffwechselmaschine schon etwas in Gang
  gebracht.

– Zwischenmahlzeit einschalten

Mittagessen
– viel Gemüse, eiweißhaltige Nahrung (z.B. Fleisch, Fisch, Tofu, kleine Kohle-
  hydrat-Beilage)
– Salate, Hülsenfrüchte, Kohlehydrat-Beilage
– Suppe aus Hülsenfruchten, z.B. Linsensuppe, Gemüse, etwas Fleisch oder
  Fisch, Kohlehydrat-Beilage

– Zwischenmahlzeit einschalten

Nachtessen
– Hängt von der Zusammensetzung des Frühstücks ab. Enthielt das Früh-
  stück Milchprodukte, wählt man zum Nachtessen entweder Tofu oder Pilz-
  Ravioli oder Teigwaren mit Fisch.
– Enthielt das Frühstück kein Milcheiweiß, kann man abends Käse, Salate
  und etwas Brot essen.

Zubereitung der Mahlzeiten
Wenn man Brot oder Teigwaren ohne Fett ißt, benötigt der Organismus mehr
Zeit, die Kohlehydrate aufzuschließen. Mit Öl oder Butter angereichert, wird
die Aufschließung der Kohlehydrate beschleunigt. Wenn man die Mahlzeit
zusätzlich mit Honig oder Konfitüre kombiniert, läuft der Stoffwechsel noch
schneller ab.

Genußmittel

Alkohol

Der Alkohl ist ein Kohlehydrat, das von diesem Stoffwechsel sehr schnell verbrannt wird. Dadurch vernachläßigt er die eingenommene Nahrung. Am besten eignet sich hin und wieder ein Glas Weißwein.

Schokolade

Wer sündigen will, sollte die Schokolade mit Nüssen kombinieren.

Behandlungsplan – Stauungstyp

Morgen

1 Multivitamin- und Mineraliendragee
1 Vitamindragee mit Magnesium
¼ Meßlöffel Basenpulver
10–20 Tropfen Mariendisteltinktur, ca. 15 Minuten vor der Mahlzeit
10–20 Bittertropfen, ca. 15 Minuten vor der Mahlzeit

Mittag

10–20 Tropfen Mariendisteltinktur, ca. 15 Minuten vor der Mahlzeit
10–20 Bittertropfen, ca. 15 Minuten vor der Mahlzeit

Abend

1 Vitamindragee mit Magnesium
1 Vitamin-E-Präparat
¼ Meßlöffel Basenpulver
10–20 Tropfen Mariendisteltinktur, ca. 15 Minuten vor der Mahlzeit
10–20 Bittertropfen, ca. 15 Minuten vor der Mahlzeit

Begleitende Phytotherapie

Die Entgiftung des Stoffwechsels wird mit einer Phytotherapie angeregt. Einfach und ideal ist es, schwachen Kräutertee zu trinken, an einem Tag 1 Liter Leber-Gallen-Tee, am andern Tag 1 Liter Nierentee.

Sehr wichtig: Sobald der Körper entschlackt, wird der Stuhl dunkel, der Urin

Der Stauungstyp

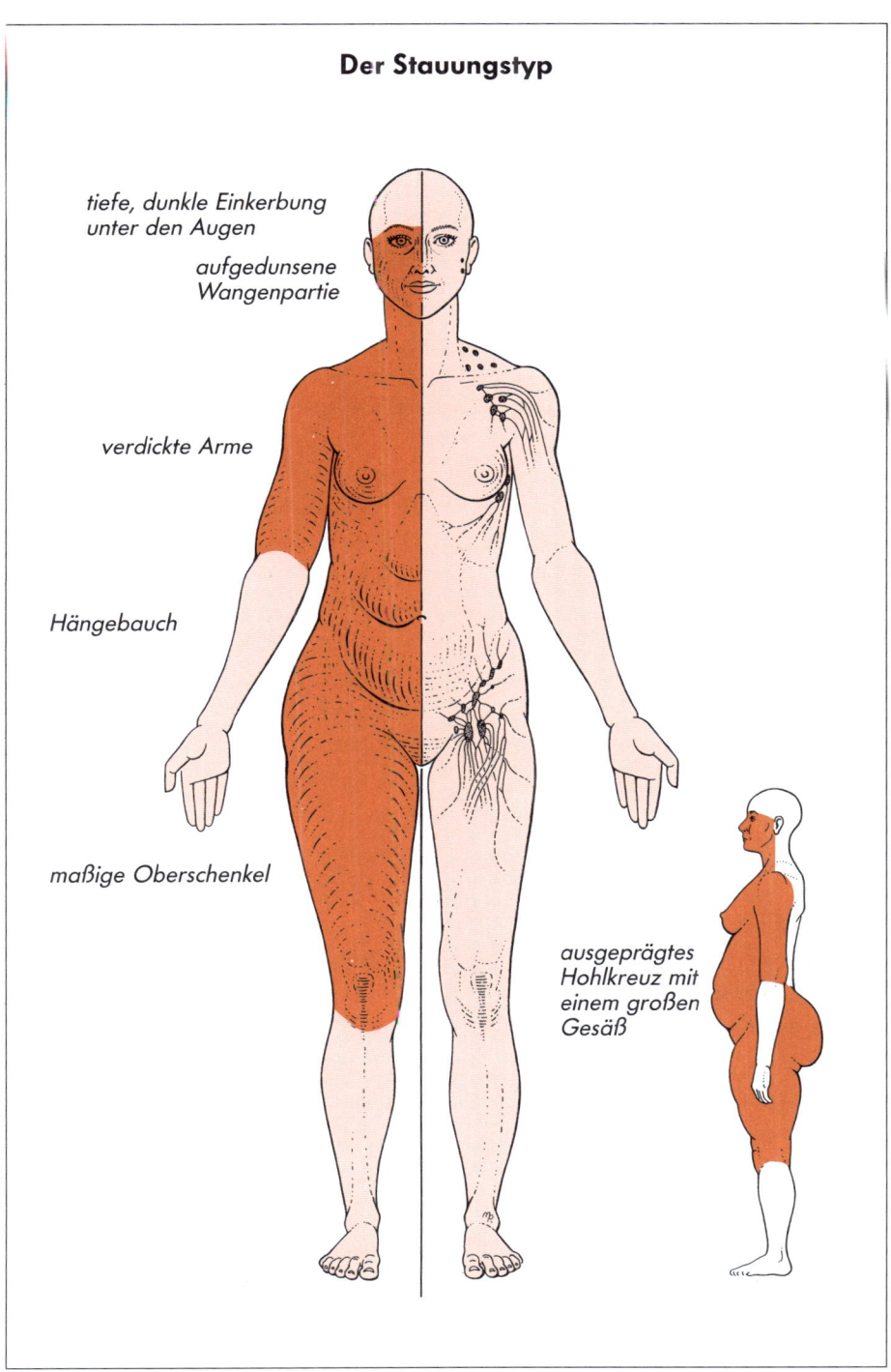

tiefe, dunkle Einkerbung
unter den Augen

aufgedunsene
Wangenpartie

verdickte Arme

Hängebauch

maßige Oberschenkel

ausgeprägtes
Hohlkreuz mit
einem großen
Gesäß

übelriechend. Der Körper verliert dabei Kochsalz, das unbedingt ersetzt werden muß: ½ Kaffeelöffel Kochsalz täglich, am besten mit den Mahlzeiten.

Die Wirkung der einzelnen Stoffe
Mit diesem Programm wird der Körper optimal mit Vitaminen und Mineralien versorgt, wodurch die Enzymbildung aktiviert wird. Durch das Basenpulver wird das Säure-Basen-Gleichgewicht gestärkt. Die Bittertropfen regen die Verdauungssäfte an und die Mariendisteltropfen unterstützen die Leberfunktion.

Die Ernährung
Der Stoffwechsel braucht sehr viel Zeit, die eingelagerten Stoffwechsel-Zwischenprodukte abzubauen. Der häufig verzweifelte Kampf gegen das Übergewicht führt zu immer extremeren Schlankheitskuren. Wichtig ist, diesen Stoffwechsel total zu entlasten. Hier bietet sich nur eine vegetarische Küche an, und zwar für eine bestimmte Zeit der Verzicht auf alles tierische Eiweiß. Fleisch und Fisch sind sogenannte Kern-Eiweiße, die für den Organismus am schwersten aufzuschließen sind.

Nahrungsmitteltabelle

erlaubt	*verboten*
– Sojamilch, Mandelpüree	– Milch
– Tofu	– alle Sorten Quark
– Sojajoghurt	– Joghurt
– kein Ersatz	– Hüttenkäse
– kein Ersatz, später eventuell Schafskäse	– alle Sorten Käse
	– alle Zusammensetzungen auf Milcheiweiß durchlesen
	– Wurstwaren
– etwas Blätterteiggebäck erlaubt	– Gebäck
	– Süßigkeiten, z.B. Milky Way usw.
– Sojapulvermilch	– Molkepulver
– Tofu, Tempeh, Seitan	– alle Fleischsorten
– Tofu, Tempeh, Seitan, Hülsenfrüchte	– alle Fischsorten

– Tofu, Tempeh, Seitan, als Bindemit-   – Eier
  telersatz Pfeilwurzmehl

Menüplan
Frückstück
– Müsli: Mandelpüree mit Wasser schaumig schlagen, Apfelmus, dazu
  Früchte, Flocken und Wasser, damit das ganze sämig bleibt. Zum Trinken
  eventuell schwarzer Kaffee. Besser ist ein Gärungsgetränk Wasser-Kefir
  oder Kombucha oder ein Kräutertee, z.B. Mate-Tee, der einen trägen
  Stoffwechsel anregt.
– Brot, Butter, Honig oder Marmelade/Konfitüre (ohne Milchkaffee)
– Die ideale Frühstücksverpflegung sind Früchte und Kräutertee.

Zwischenmahlzeit
– darauf verzichten; dieser Stoffwechseltyp sollte zwischen den Mahlzeiten
  den Magen leeren können, um eine bessere Verdauung zu bekommen
  und den Säure-Basen-Haushalt zu entlasten.

Mittagessen
– Gemüse oder Tofu, Hülsenfrüchte, Nußpüree, kleine Beilage (Teigwaren,
  Reis, Kartoffeln)
– Salate, Hülsenfrüchte, eventuell Beilage

Zwischenmahlzeit
– darauf verzichten

Nachtessen
– Salate, Reis, Teigwaren oder Kartoffeln

Wissenswertes
Bei einer vegetarischen Ernährung sollte das pflanzliche Eiweiß kombiniert
werden, um eine optimale Versorgung mit Eiweiß zu erhalten:
– getrocknete Bohnen und Mais, zu gleichen Teilen
– Reis und getrocknete Erbsen, zu gleichen Teilen
– Getreide und Sojabohnen und Gemüse

Genußmittel
Allgemein reagiert dieser Stoffwechsel nicht überempfindlich bei vernünftigem Umgang mit Alkohol (1- bis 2mal wöchentlich), Kaffee und Tee. Alle Süßigkeiten, die weder Milcheiweiß noch Eier enthalten, sind in vernünftigem Maß erlaubt.

Wichtig
Dieser Stoffwechseltyp muß gut entgiften, d.h. der Stuhl muß dunkel bis schwarz werden und der Morgenurin überriechend. Sollte der Stoffwechsel mit der Entgiftung Mühe bekunden, sind vermehrt enzymbringende Lebensmittel in den Speiseplan einzubauen und Entschlackungstage einzubauen. Jeder Körper, der entschlackt, neigt zu Reaktionen. Es können plötzlich muskelkaterähnliche Schmerzen auftreten, die Gelenke machen sich unangenehm bemerkbar. Auch Kopfschmerzen und Müdigkeit sind möglich. Diese Begleiterscheinungen sind aber nur von kurzer Dauer.

Stoffwechsel-Mischtyp

Ob man sich an den Plan des Mangelerscheinungs- oder des Stauungstyps halten soll, hängt von der Höhe des Übergewichts und vom Ort der Fettpolster ab. Weist der Körper nur an bestimmten Stellen starke Polster auf, gehört er mehr zu den Stauungstypen. Beginnt der Körper gleichmäßig zuzunehmen und das Gesamtgewicht ist nur um 2 bis 3 kg gestiegen, dann gehört er zum Mangelerscheinungstyp.

Entschlackungstage

Die Entschlackungstage dienen hauptsächlich dazu, kleine Eßfehltritte zu korrigieren. Der Organismus bekommt die Möglichkeit, sich rasch von den Stoffwechselrückständen zu befreien.
Eine Entschlackung soll den Körper nicht zu stark belasten und auch bei der Alltagsarbeit durchführbar sein. Wichtig ist, daß der Stoffwechsel seine Betriebsflüssigkeit (Wasser) behält, sonst kann es zu starkem Unwohlsein kommen. Die Leber als Hauptstoffwechselorgan muß genauso entschlackt werden wie der Darm.

Frühstück
- 2 Eßlöffel kaltgepreßtes Distel- und Olivenöl
  2 Eßlöffel Zitronensaft (Verdauungshilfe)
  ¼ Teelöffel Koriander- oder Zimtpulver
  mit wenig heißem Wasser verrühren und trinken

Variante: Gewürzpulver durch eine gepreßte Knoblauchzehe ersetzen

Vormittags
- 300 ml/3 dl dunklen Saft, z.B. von roten Beten/Randen, Heidelbeeren,
  Cassis (schwarze Johannisbeeren), Holunder oder schwarzen Kirschen
- bei Hungergefühl Früchte essen. Erlaubt sind alle Früchte, außer Zitrus-*
  und Steinfrüchten**. Kirschen sind erlaubt.

* Orange/Apfelsine, Grapefruit, Mandarine, Satsumas, Clementine,
  Tangerine, Zitrone
** Zwetschge, Pfirsich, Aprikose, Pflaume, Nektarine

Mittagessen
- Salat- oder Gemüseteller; Salat mit einer Essig-Öl-Sauce zubereiten,
  Gemüse mit etwas Butter abschmecken
- Salatteller und Gemüsesuppe
- Gemüseteller und Fruchtsalat

Nachmittags
bei Hunger Früchte essen
- 1 Kaffeelöffel Glaubersalz auf 250 ml/2, 5 dl Wasser - 10 Dragees Chophytol - oder 250 ml/2,5 dl Abführtee (Bekunistee, am Morgen eingelegt)
  mit 10 Chophytol. Zu beachten: 1 Stunde vor Einnahme nichts mehr essen
  und trinken. 90 Minuten danach das Nachtessen einnehmen.

Nachtessen
- Salat- oder Gemüseteller oder Fruchtsalat

Wichtig
Gemüse und Früchte dürfen uneingeschränkt gegessen werden. Die Vitalstoffe,
Tees und Tropfen sind auch während der Entschlackungstage einzunehmen.

Am Abend sollte man 1 bis 2 Darmentleerungen haben. Wenn der Stuhl ganz dunkel ist, hat der Körper gut reagiert und sich von den Schlackenstoffen befreit.

Entschlackungstage – Gewichtszunahme

Die Entschlackungstage wurden korrekt durchgeführt, trotzdem hat man zugenommen und fühlt sich aufgedunsen. Das kann passieren, wenn die Leber zu wenig Galle bildet. Sie benötigt in diesem Falle eine zusätzliche Anregung: Man nimmt zum Grundprogramm 3mal täglich 1 bis 2 Bilifluine-Dragees (Gallensalzpräparat). Damit hilft man der Leber, Galle zu bilden. Mit den Entschlackungstagen wird in diesem Fall zugewartet, bis der Stuhl dunkel ist. Häufig genügt es, auf die Nacht 1 Bilifluine-Dragee zu nehmen.

Sauerstoffzufuhr

Der Stoffwechsel braucht für seine Arbeit viel Sauerstoff. Die zugeführte Sauerstoffmenge ist keine fixe Komponente, sie kann bei entsprechendem Training verbessert, d. h. erhöht werden.

Man wählt eine körperliche Tätigkeit, die Spaß macht, z.B. Laufen, Wandern, Velofahren, Schwimmen usw. Man darf den Körper zu Beginn nicht mit Höchstleistungen überfordern, sondern langsam und kontinuierlich aufbauen. Vor allem der Leber sind sprunghafte Leistungssteigerungen nicht zuträglich, will man, daß sie das Verbrennungsvolumen erhöht.

Vitamine

Vitamin A

Funktionen

Augen

Das Auge sieht mit der Hilfe von zwei Arten von lichtempfindlichen Sehzellen in der Netzhaut: Die Zapfen dienen zur Farbunterscheidung, die Stäbchen zur Unterscheidung von hell und dunkel. In den Zapfen und Stäbchen befindet sich ein lichtempfindlicher Farbstoff, der Sehpurpur. Dieser ist aus einem Eiweißstoff und dem Vitamin A zusammengesetzt. Wenn ein Lichtstrahl auf die Sehzelle trifft, zerfällt er, und elektrische Ladungen werden frei. Diese reizen die Nervenfasern, und der Sehreiz wird über die Nervenbahnen zum Gehirn geleitet. Dort werden die vielen von den verschiedenen Sehzellen eintreffenden Sehreize zum vollständigen Bild zusammengesetzt. Gleichzeitig bildet sich in der Sehzelle aus Eiweißstoff und Vitamin A neuer Sehpurpur. Vitamin A fördert die Neubildung von Hornhaut und Bindehaut.

Mangelerscheinungen

Augen

Nachtblindheit (beginnt, wenn man nachts bei Gegenverkehr geblendet wird). Die Fähigkeit, in der Dunkelheit zu sehen, ist herabgesetzt. Verzögerte Dunkeladaptation, vermindertes Dämmerungssehen. Große Empfindlichkeit auf grelles Licht (wenn man nicht mehr kurze Zeit in die Sonne schauen kann). Das Auge wird lichtscheu. Schmerzende Augen. Der Schmerz sitzt hauptsächlich hinter den Augen und dehnt sich allmählich auf den ganzen Augapfel aus. Keratomalazie: Lichtscheu, Lider verkleben, Trübung und geschwüriger Hornhautzerfall, oft Verlust des Auges. Xerophtalmie (Augendarre): Transparenzabnahme, Verdickung, Eintrocknung der Binde- und Hornhaut des Auges, Gesichtsfeldeinschränkung für Farben (besonders blau und gelb), Hornhautverkrümmung.

Schleimhäute

Vitamin A begünstigt Funktion und Entwicklung der Schleimhäute und des Epithelgewebes und erhält beide gesund. Es schützt sie vor Abnützung und Austrocknung. Die an den Deckschichten häufig feststellbaren Schädigungen führen oft zu Abschilferungen und Verhornungen des Epithels; dadurch können leicht Verletzungen entstehen, welche den Infektionserregern den Zugang erleichtern.

Schleimhäute

Sie schwinden; der Mund wird trocken, weil der Speichel fehlt. Speicheldrüsenatrophie. Bläschenbildung bis hin zur Mundschleimhautentzündung. Die Nasenschleimhäute trocknen aus, das Riechvermögen nimmt ab. Das Flimmerepithel der Bronchien stirbt ab, und dadurch können chronische Entzündungen der Atemwege entstehen. Die Darmschleimhaut erneuert sich nicht mehr richtig (im Zusammenhang mit Abführmittelmißbrauch führt das bis zur Schwarzfärbung); die Nahrungsverwertung ist dadurch schwer gestört. Allgemein: Altersschwerhörigkeit und Ohrensausen. Ulkusartige Verletzungen der Darmschleimhaut. Vitamin-A-Mangel kann eine allgemeine Infektionsanfälligkeit verursachen.

Haut

Vitamin A fördert den Aufbau der Haut. Es hält den Verhornungsvorgang der obersten Hautschicht (Epidermis) im Gleichgewicht, indem es einer zu starken (Hyperkeratose) wie auch einer zu schwachen Verhornung (Parakeratose) vorbeugt. Reguliert die Schweiß- und Talgdrüsentätigkeit.

Haut

Hühnerhauteffekt, hauptsächlich an Gesäß, Oberschenkeln und der Außenseite der Oberarme, zusammen mit Vitamin-B2-Mangel. Rauhe, trockene Haut am ganzen Körper, verbunden mit einem unangenehmen Spannungsgefühl. Grießkörner. Die Haut glänzt oft und neigt zu Faltenbildung, ist sehr dünn und pergamentig. Mitesser (Akne) im Gesicht, auf dem Rücken und Gesäß, Bildung von Warzen. Verhornung der Haut (Schwielen an Händen und Füßen). Atrophie der Schweiß- und Talgdrüsen oder deren Über- oder Unterfunktion. Entzündetes Narbengewebe.

Blut	Blut
Aufbau der roten und weißen Blutkörperchen.	Hypochrome Anämie.

Knochen	Knochen
Hilft die Knochensubstanz bilden.	Störungen des Knochenwachstums mit übermäßigem Dickenwachstum. Wachstumsstillstand. Störungen und Defekte bei der Bildung der organischen Matrix (Keimschicht) und der Wachstumsschicht der Knochen. Zinkversorgung beachten.

Zähne	Zähne
Hilft beim Aufbau und bei der Bildung von Zahnschmelz.	Schlechte Zahnschmelzqualität.

Nägel	Nägel
Sorgt für den Aufbau und das Wachstum der Nägel sowie Elastizität der Nägel.	Die Nägel weisen Längsrillen auf, das Nagelbett verhornt und wird hart. Die Nägel werden dick, verhornen und bekommen eine gelbe Farbe. Krallenförmige Nägel, die über die Fingerkuppen wachsen

(Krallennägel) oder sich stark wölben und einwachsen. Längsrillen der Nägel weisen auf Darmschleimhautprobleme hin, evtl. auch auf Eisenmangel.

Haare	Haare
Fördert Bildung und Wachstum der Haare.	Sprödes, glanzloses Haar, ohne Elastizität. Haarausfall, Schuppenbildung (vor allem in Verbindung mit Mangel an essentiellen Fettsäuren).

Nebenniere	Nebenniere
Diese benötigt Vitamin A zur Bildung der Steroidhormone.	

Schilddrüse	Schilddrüse
Man vermutet, daß die Schilddrüse Vitamin A zur Regulation der Thyroxinbildung braucht.	Begünstigt die Kropfbildung (verminderte Thyroxinproduktion).

Fortpflanzung	Fortpflanzung
Vitamin A unterstützt die Funktion der männlichen und weiblichen Geschlechtsorgane. Für normale Fortpflanzung ist Vitamin A unerläßlich.	*Mann* Kann zu einem vollkommenen Stillstand der Spermatogenese (Entwicklung der Samenzellen) führen; die samenproduzierenden Zellen degenerieren. Hodenschwund. *Frau* Austrocknen der Scheide (Schmerzen beim Verkehr), Scheidenentzündung, Schwund der Eierstöcke. Ver

hornung der Vaginalschleimhaut. Auch auf Mangel an Zink und an essentiellen Fettsäuren achten.

Kind
Vitamin A ist unerläßlich für die normale Entwicklung des Kindes.

Kind
Vitamin-A-Mangel kann die Sterblichkeit von Kleinkindern beträchtlich erhöhen und die Infektionsanfälligkeit fördern.

Wichtig
Vitamin A nie allein einnehmen, sondern immer mit den Vitaminen E und C und dem Spurenelement Zink kombinieren. So kann es der Körper richtig verwerten. Allein und in Überdosen genommen, kann Vitamin A einen Leberschaden bewirken. Dieser bildet sich jedoch zurück, sobald die Einnahme von Vitamin A abgebrochen wird. Bei eiweißarmer Ernährung tritt immer ein Vitamin-A-Mangel auf. Während des Transports im Blut wird das Vitamin A an ein spezifisches Protein gebunden.

Vitamin-A-Räuber
Nitrate des Kunstdüngers; sie vernichten das Vitamin A in den Pflanzen. Diese Zerstörung geht auch im menschlichen Körper und dem der Tiere weiter. Vitamin A ist in hohem Grade sauerstoff- und temperaturempfindlich. So zerstört etwa Fritieren das Vitamin A. Sonnengetrocknete Früchte enthalten weniger Vitamin A.

Bedarf: Empfohlene tägliche Vitamin-A-Zufuhr

Altersgruppe	Vitamin A (i. E.)
Säuglinge und Kleinkinder bis 1 Jahr	1500
Kinder 1 – 4 Jahre	2000 – 1500
Kinder 1 – 10 Jahre	2500 – 2000
Jugendliche 10–18 Jahre	4500 – 5000
Erwachsene ab 18 Jahre	5000 – 6000

(i. E.: internationale Einheiten)

Vorkommen von Vitamin A
Leber, Lebertran, Butter, Sahne/Rahm, Eidotter. Im Gemüse als Carotin; der Körper benötigt jedoch genügend Vitamin E, um das Carotin in Vitamin A umzuwandeln. Carotin von dunkelgrünem Gemüse wird vom Körper besser verwertet.

Anzeichen für Überdosierung
akut: Gesteigerter Liquordruck, Kopfschmerzen, Appetitlosigkeit, Erbrechen, Lippenentzündung, Haarverlust, Schälreaktion der Haut, Müdigkeit bis zur Schläfrigkeit, Hämorrhagien, Nasenbluten.
chronisch: Schälreaktion der Haut mit Rötung und Juckreiz. Schälreaktion im Bereich der Schleimhäute, Cheilitis (Lippenentzündung), Stomatitis (Mund-schleimhautentzündung), Gingivitis (Zahnfleischentzündung). Knochenschmer-zen, Kopfschmerzen, Papillenödeme, Schlafstörungen, Appetitlosigkeit und Gewichtsverlust. Müdigkeit, Hämorrhagien, Hepatomegalie (Leberschwel-lung).

Vitamin-A-Mangel begünstigt folgende Krankheiten
Furunkel, Karbunkel, Impetigo (Eiterflechte), Zysten, Schleimhautentzündungen im Magen-Darm-Trakt und Magengeschwüre, Steinbildung in Gallen- und Harnwegen. Bei Kindern Zöliakie (chronische Erkrankung des Darmtrakts), Arteriosklerose, chronische Bronchitis.

Carotin

Früher war Carotin vor allem bekannt als Vorstufe des Vitamins A aus dem pflanzlichen Bereich.

Wirkung des Beta-Carotins
Beta-Carotin zeigt eine unabhängige Wirkung von Provitamin A. Es wirkt als Radikalfänger, indem es die Zellen vor freien Radikalen schützt. Freie Radikale sind chemische Winzlinge, die der Stoffwechsel bildet, um die ganzen bioche

mischen Abläufe aufrechtzuerhalten. Bildet der Stoffwechsel mehr freie Radikale als benötigt, haben die überzähligen die Eigenschaft, sich gierig mit allem zu verbinden und dabei den Partner zu zerstören. Beta-Carotin fängt die überschüssigen freien Radikale auf und verhindert damit, daß diese im Körper Schaden anrichten. Dank dieser Eigenschaft bietet das Beta-Carotin Schutz vor Krebs. Menschen mit einer guten Vitamin-A- und Carotin-Versorgung leiden weniger häufig an Lungenkrebs oder Krebs des Magen-Darm-Trakts (wirkt nur, wenn die anderen Nährstoffe auch vorhanden sind, z.B. Selen und Zink, Vitamin E und C).

Vitamin E

Funktionen	**Mangelerscheinungen**
Allgemein	Allgemein
Begünstigt Dauerleistungen. Schützt vor Herzleiden (bei guter Vitamin-E-Versorgung erkranken nur 59% der Risikogruppen).	Leistungsschwäche. Schnelles Altern. Blutarmut, die trotz Eisenzufuhr hartnäckig bestehen bleibt. Schilddrüsenstörungen. Pigmentverlust der Zähne; diese bekommen ein kreidiges Aussehen. Herzleiden.
Hormonhaushalt	Hormonhaushalt
Vitamin E ordnet den ganzen Hormonhaushalt und reguliert die Hypophysenfunktion, damit die Schilddrüse das Jod aus der Nahrung resorbiert.	Hervorstehende Augen nach Schilddrüsenerkrankung.

Stoffwechsel

Reguliert den Sauerstoffverbrauch. Verhindert, daß durch den Sauerstoff die ungesättigten Fettsäuren und das Vitamin A zerstört werden und daß der Körper den Sauerstoff verschleudert (Antidoxidans-Wirkung). Schützt die Geschlechtshormone vor Zerstörung durch Sauerstoff. Dank Vitamin E benötigt die Leber weniger Sauerstoff. Hilft die chemischen Zusätze in den Lebensmitteln eliminieren.

Stoffwechsel

Anzeichen eines schlecht funktionierenden Stoffwechsels: Schlafschwierigkeiten, Bildung von Alters- und Leberflecken. Sauerstoffmangel beim Bergsteigen. Erkrankungen wie Arthritis, Herzinfarkt, Nierenentzündungen, Asthma, Auftreten von Kreatin im Urin. Abnahme des Glykogendepots in der Leber.

Haut

Erhält die Haut geschmeidig und elastisch. Unterstützt die Wundheilung und fördert die Vernarbung, z. B. nach Herzinfarkt, Operationen und Unfällen.

Haut

Hartnäckige Akne, Warzenbildung, braune Flecken (sogenannte Alter- oder Leberflecken). Schlechte Vernarbung. Es bilden sie rotblaue Wülste oder häßliche Streifen. Die Narben bleiben braun. Kelloidbildung, schlecht heilende Brandwunden.

Blutgefäße und Blut

Erhält die Blutbahnen geschmeidig. Verlängert das Leben der roten Blutkörperchen, verhindert Blutgerinnsel.

Blutgefäße und Blut

Venenentzündungen, Thrombosen. Krampfadern, Bildung von Blutgerinnseln, zeitweiliges Hinken (Schaufensterkrankheit), nächtliche Beinkrämpfe.

Bindegewebe	Bindegewebe
Dank Vitamin E bleibt das Bindegewebe jung und elastisch und regeneriert sich: Eigenschaften, die für das Herz von großer Bedeutung sind. Dank seiner Wirkung auf das Bindegewebe wird das Vitamin E zu einem Altersschutzvitamin.	Schwaches Bindegewebe. Bei schwangeren Frauen Tendenz zu Schwangerschaftsstreifen.
Zellen	**Zellen**
Ermöglicht die Bildung von Zellkernen.	Es können sich schwere Schäden entwickeln.
Nerven	**Nerven**
Vitamin E ist dafür verantwortlich, daß das Nervensystem richtig funktioniert, vor allem im Bereich des Empfindungsvermögens und der Sensibilität. Schützt vor Degenerationserscheinungen.	Wichtig nach Operationen und Unfällen, die unempfindliche Hautregionen zurücklassen.
Muskulatur	**Muskulatur**
Die Funktionstüchtigkeit und Elastizität der glatten und der quergestreiften Muskulatur wird gefördert.	Steifheit, Muskelschwäche (schlechte Haltung), Verkalken des Muskelgewebes, häufige Muskelrisse, Krämpfe. Myositis (Muskelentzündung).
Augen	**Augen**
Bewirkt die Erhaltung und das richtige Funktionieren der Netzhaut.	Hervorstehende Augen, eventuell Schielen (Muskelschwäche), Schwierigkeiten mit der Netzhaut (Degeneration, Ablösen).

Sehnen	Sehnen
Vitamin E hilft die Sehnen aufbauen und ist verantwortlich für deren Regeneration, auch im Alter.	Die Sehnen verkürzen sich, was sich in einer schlechten Beweglichkeit auswirkt (gut sichtbar an Händen und Füßen). Die Finger lassen sich nicht mehr strecken, und an den Sehnen im Handteller bilden sich Knötchen (Verdickungen). Die Zehen verkrümmen, es bilden sich Hammerzehen.

Fruchtbarkeit	Fruchtbarkeit
Speziell bei der Frau Bei der Frau ist Vitamin E unerläßlich für die Reifung des Eis und des Fötus. Es schützt den Fötus vor Augen-, Hirn- und Herzdefekten. Es ist auch mitverantwortlich für eine regelmäßige Periode.	*Speziell bei der Frau* Ein Mangel an Vitamin E führt zu schweren und langdauernden Geburten, Frühgeburten, Totgeburten, Entzündungen der Vagina, unregelmäßigen, zu schwachen oder zu starken Menstruationen und Wechseljahrbeschwerden.
Speziell beim Mann Beim Mann beeinflußt es die Fruchtbarkeit und die Beweglichkeit der Spermien.	*Speziell beim Mann* Bindegewebsverdickungen am Penis, unreife Spermien, Vergrößerung der Vorsteherdrüse.

Wichtig
Das Vitamin E ist immer mit der fettreichsten Mahlzeit einzunehmen, damit der Körper es resorbieren kann.

Interaktionen
Nitrate und Nitrite bilden sowohl beim Kochen als auch beim Kontakt mit Verdauungssäften krebserregende Nitrosamine. Vitamin C bindet die Nitrosamine

im wässerigen Teil des Verdauungsablaufs. Die Fett- und Pizellenphase benötigt das Vitamin E. Wurstesser benötigen deshalb vermehrt die Vitamine B6, C und E. Vitamin E und Selen ergeben zusammen den optimalen Schutz vor Peroxiden. Vitamin E wird bei gleichzeitiger Einnahme von Eisensalzen zerstört. Im Fabrikationsprozeß der Multivitamine wird das berücksichtigt.

Vorurteil
Vitamin E erhöht nicht das Verlangen nach Sex, es reguliert nur den Hormonhaushalt. Man braucht also keine schwindelerregende Lust auf Sex zu befürchten, wenn man Vitamin E schluckt.

Vitamin-E-Räuber
Chloriertes Trinkwasser erhöht den Vitamin-E-Verbrauch.

Interessant
Von der antioxydativen Wirkung des Vitamin E profitieren Raucher. Vitamin E kann die im Rauch enthaltenen freien Radikale abfangen.

Notwendige tägliche Vitamin-E-Zufuhr
Empfehlung DGE (Deutsche Gesellschaft für Ernährung):   täglich 12 mg
für Therapie-Anwendung   400 i.E.

Vorkommen von Vitamin E
Ganzes Korn (Vollkorn), Samen und Nüsse, Weizenkeimöl, Wirsing, Kalbsniere.

Vitamin-E-Mangel begünstigt folgende Krankheiten
Arthritis, Sklerodermie (Darrsucht: Erkrankung des Gefäß- und Bindegewebssystems), Muskeldystrophie, Fehlgeburten, Verengung von Harnröhre und Harnleiter nach Entzündungen, Dupuytrensche Kontraktur (Sehnenverkürzung), Lungenembolien, Schlaganfälle, Herzinfarkt, Nephritis (Nierenentzündung), Schilddrüsenstörungen, Netzhautablösung, Asthma, Lungenaufblähung, Zehrose, Hexenschuß, Bandscheibenschäden, Schmetterlingsflechte, Leberschädigungen, Magengeschwüre.

Vitamin D

Funktionen	**Mangelerscheinungen**
Allgemein	Allgemein
	Wachstumsstörungen bei Kindern.
Stoffwechsel	Stoffwechsel
Regulierung von Calcium- und Phosphorhaushalt. Nährstoffaustausch durch die Zellmembranen. Es ist wichtig für die Zelldifferenzierung und das Zellwachstum. Es fördert einige immunologische Funktionen und hemmt bei einigen Krebsarten sogar die Tumordifferenzierung.	
Skelett/Schutz	Skelett/Schutz
Es steuert die Einlagerung von Calcium in den Knochen.	Rachitis, Osteomalazie (Knochenerweichung), Osteoporose (Knochenschwund), schlechte Heilung von Knochenbrüchen, Wechseljahrbeschwerden, Spontanfrakturen (Knochenbrüche ohne Anlaß), der ganze Problemkreis der Arthrosen.
Hormone	Hormone
Man weiß heute, daß es auch Hormonwirkung hat. Es hat bestimmte Boten- und Regulatorfunktionen.	

Frau	Frau
Während der Wechseljahre schützt das Vitamin D vor der Entmineralisierung der Knochen.	Kopfschmerzen während der Menstruation.
Schutz	**Schutz**
Vitamin D sorgt dafür, daß die Knochen nicht entkalken, indem dank ihm das Calcium aus der Nahrung in den Knochen und nicht im Gewebe eingelagert wird.	
Haut	**Haut**
Stoffwechsel-Regulation der Haut.	Vitamin-D-Mangel kann chronische Ekzeme verursachen.
Lymphsystem	**Lymphsystem**
Unterstützt das Funktionieren des Lymphsystems.	
Kind	**Kind**
Wachstum Dank Vitamin D entwickelt sich das Skelettsystem der Kinder kräftiger und wohlgeformt.	*Stirne* Die Stirne wirkt übermäßig groß und wölbt sich vor. Es bilden sich Eindellungen oberhalb der Augenbrauen, unter dem Haaransatz entstehen Höcker. Die Stirne ist im Verhältnis zu den Backenknochen zu schmal (Birnengesicht). Die Schädeldecke ist höckrig. *Gesicht* Das Gesicht formt sich zum Längsschädel (Bananengesicht), statt rund

zu sein wie das typische Kinderge-
sicht. Die Kiefer sind zu eng, die
Zähne haben zuwenig Platz und
wachsen unregelmäßig (verzögerte
Zahnung). Verzögerung auch beim
Nachwachsen der Zweitzähne;
unregelmäßiges, vorstehendes oder
schiefes Nachwachsen. Kinn entwik-
kelt sich unschön, fliehend oder
schief.

Brustkorb
Der obere Teil des Brustkorbes wirkt
eingefallen, während die unteren
Rippen nach außen vorspringen
(Hühnerbrusteffekt).

Beine
Bei den Beinen reiben sich die Knie
gegeneinander, es entstehen
X-Beine. Die Unterschenkel oder
sogar die Oberschenkel sind
gekrümmt zu O-Beinen.

Hände
Bei den Händen verdicken sich die
Hand- und Fingergelenke. Perl-
schnurfinger.

Mädchen
Bei den Mädchen entwickelt sich
das Becken zu schmal. Erschwert
später das Gebären oder verun-
möglicht eine natürliche Geburt. Die
Geburtswege bleiben zu eng.

Risikosituationen

Die individuelle Empfindlichkeit auf Vitamin D variiert stark. Eine erhöhte Empfindlichkeit besteht bei Hypoparathyreoidismus (Unterfunktion der Neben-
schilddrüse), Sarkoidose, Nierendialysepatienten und Calciumstoffwechselstö-
rungen.

Interaktion

Eine Rachitis, die auf Vitamin D nicht anspricht, kann mit Magnesium auskorri-
giert werden. Vitamin D wird vom Körper besser vertragen, wenn genügend
Vitamin E, C und Cholin vorhanden sind. Bleivergiftung: Vitamin D kann zusammen mit Calcium bei einer akuten Bleivergiftung eingesetzt werden.

Vitamin-D-Räuber

Übertriebene Benützung von Schaumbädern und der Smog der Städte, der die
UV-Strahlen nicht mehr passieren läßt.

Wichtig

Vitamin D ist ein Risiko-Vitamin

Symptome und Krankheiten bei Überdosierung

Schwäche, Müdigkeit, Kopfschmerzen, Übelkeit, Erbrechen und Diarrhöe.
Frühe Zeichen einer Nierenschädigung sind Polyurie, Polydipsie, Nykturie, Pro-
teinurie und verminderte Urinkonzentrationsfähigkeit. Wiederholte Verabrei-
chung hoher Dosen führt infolge gesteigerter gastrointestinaler Absorption von
Calcium und verstärkter Calcium-Mobilisation aus den Knochen zu Hyperkalzi-
ämie, Hyperkalziurie und Hypophosphatämie. Bei chronischer Vitamin-D-
Hypervitaminose kommt es zur Demineralisation des Skelettes und zur metasta-
tischen Calciumablagerung in verschiedenen Geweben wie Arterien, Pankreas
(akute Pankreatitis), Nieren (Tubulusfunktionsstörungen), Herz, Lungen und
Kornea. Vitamin D kann die Entwicklung einer Arteriosklerose fördern und eine
arterielle Hypertonie nach sich ziehen. Zentralnervöse Störungen wie Apathie,
Benommenheit, cerebelläre Ataxie und Fazialisparese sind beschrieben.

Vitamin-D-Bedarf

Prophylaxe beim Säugling	500 i. E.
Prophylaxe bei erkennbarem Risiko	500 – 1000 i. E.
Therapie von Rachitis und Osteoporose	1000 – 5000 i. E.

Vorkommen von Vitamin D

Lebertran, Hering, Sardine, in Eiern nur von Freilandhühnern.

Körpereigene Vitamin-D-Produktion

Der Körper bildet Vitamin D in Zusammenhang mit der Sonne selbst. Das in der Haut gebildete Vitamin D braucht drei Tage, bis es der Körper resorbiert hat. Meistens wird es mit den heutigen Dusch- und Waschgewohnheiten aber vorher aus der Haut ausgewaschen. Vorsicht also vor übermäßigen Dusch- und Schaumbädern.

Vitamin F

(essentielle Fettsäuren: Linolsäure, Linolensäure und Omega-3-Fettsäuren)

Funktionen	Mangelerscheinungen
Allgemein	Allgemein
Ist wichtig für die Regulationssysteme des Körpers (Hormone, Zellmembranen). Die essentiellen Fettsäuren sind notwendig für viele Körperfunktionen.	Bei Mangel an essentiellen Fettsäuren kann es zu schweren gesundlichen Störungen kommen. Neigung zu Fettablagerungen in den Blutgefäßen. Arteriosklerose, Herzkrankheiten, Beingeschwüre, Heuschnupfen.

Hormonbildung	Hormonbildung
Vitamin F bilden die Nebennieren- und Sexualhormone sowie die Prostaglandine (Gewebshormone).	Fehlende Potenz, PMS-Syndrom, Sterilität.

Zelle	Zelle
Essentielle Fettsäuren spielen eine wichtige Rolle bei der Zellatmung und sind äußerst bedeutsam für die Bildung der Zellmembranen.	Der Körper wirkt infolge Wasserspeicherung aufgedunsen, weil die Zellmembranen nicht mehr intakt sind. Ödeme (erste Anzeichen: die Fesseln verdicken sich). Menschen mit Mangel an essentiellen Fettsäuren nehmen trotz Diät nicht ab. Zusätzlich wandelt der Körper bei Mangel an essentiellen Fettsäuren den Zucker schneller in Fett um. Hypoglykämie.

Augen	Augen
Befeuchtung der Augen.	Fehlende Tränenflüssigkeit.

Leber	Leber
Vitamin F hilft bei der Umwandlung des Cholesterins in Gallensäuren und hilft somit den Blutcholesterinspiegel regulieren und Fettablagerungen in den Wänden der Blutgefäße verhindern. Es reguliert den Fettstoffwechsel.	Atrophierte Gallenblase, Leber- und Galle-Erkrankungen. Erhöhter Cholesterinspiegel.

Darmflora	Darmflora
Die essentiellen Fettsäuren sind bei der Bildung und Erhaltung der Darmflorabakterien beteiligt.	Verstopfung.
Haut	Haut
Unterstützt ihren Aufbau und ihre Funktion und fördert die Wundheilung.	Ekzeme; verdickte, trockene, schuppige Haut. Jucken der Kopfhaut. Psoriasis (Schuppenflechte), Furunkel.
Haare und Nägel	Haare und Nägel
Glanz und Elastizität werden gefördert.	Haarausfall, trockene, spröde und leblose Haare, die sehr dünn werden. Krankhafte Veränderung der Haarwurzeln. Brüchige und schuppige Nägel.
Wachstum	Wachstum
Für die Kinder und ihr Wachstum ist Vitamin F unerläßlich.	Die Kinder können im Wachstum zurückbleiben und leiden häufig unter Ekzemen.

Interaktionen

Die essentiellen Fettsäuren erhöhen den Vitamin-E-Bedarf. Zusammen mit den Vitaminen D und C helfen die essentiellen Fettsäuren dem Körper dabei, das Calcium zu resorbieren. Der Körper benötigt täglich mindestens 7 – 10 g essentielle Fettsäuren in Form von Pflanzenölen wie Distelöl, Sonnenblumenöl usw.

Ein Mangel an essentiellen Fettsäuren (Vitamin F) begünstigt folgende Krankheiten

Psoriasis (Schuppenflechte), Sterilität, Ödeme (verdickte Fesseln), atrophierte Gallenblase, Herzkrankheiten, Arteriosklerose, Furunkel, Beingeschwüre, Heuschnupfen, Leber- und Gallenerkrankungen, erhöhter Cholesterinspiegel.

Die Wirkung der verschiedenen essentiellen Fettsäuren

Linolsäure
- Safloröl oder Distelöl (75 – 90%)
- Sonnenblumenöl (54 – 60%)
- Maiskeimöl (42 – 61%)
- Sojaöl (50 – 60%)

Diese Öle eignen sich auch vorzüglich zur Körperpflege. Vor dem Duschen oder Baden in die Haut einmassieren. Ergeben eine samtweiche Haut. Die Linolsäure ist nur bei kaltgepreßten Ölen wirksam! Nicht erhitzen.

Alpha-Linolensäure
Leinöl bildet das Gewebehormon Prostaglandin Nr. 3. Erhält das Gewebe genügend Prostaglandin Nr. 3, so kann eine rheumatische Entzündung unter Kontrolle gebracht werden. Bei entzündlichem Rheuma sollte man täglich Leinöl einnehmen.

Gamma-Linolensäure
Diese Säure ist in Nachtkerzen- und Borretschöl enthalten. Sie ist in Kapseln erhältlich und hilft bei Menstruationsproblemen (kurz PMS genannt) wie anschwellenden und schmerzenden Brüsten und Stimmungsschwankungen, aber auch bei extrem trockener Haut.

Fischöle
Omega-3-Fettsäuren. Fischöle helfen defekte Zellmembranen reparieren: ein für Rheumatiker wichtiger Prozeß.

Vitamin K

Funktionen	Mangelerscheinungen
Blut	Blut
Mit Vitamin K regelt der Körper die Blutgerinnung. Er bildet es mit Hilfe der Darmbakterien.	Hypothrombinämie. Es entstehen gefährliche Blutungen ins Unter-haut-Bindegewebe, in die Muskula

tur, in den Darm und in andere Organe. Die Gerinnungszeit des Blutes ist verlängert. Mangelerscheinungen können durch lange Einnahme von Aspirin, Sulfonamiden und Antibiotika entstehen, aber auch durch eine Leberfunktionsstörung, durch ungenügende Gallenbildung oder Gallenstau, durch äußere Gallenfistel und als Folge von Sprue.

Wichtig
Dieses Vitamin gehört ausschließlich in die Hand des Arztes.

Ein Vitamin-K-Mangel begünstigt folgende Krankheiten
Bluterkrankheit, eventuell Frostbeulen.

Vorkommen von Vitamin K
Luzerne, Spinat, Kohl, Brennesseln.

Vitamin B1

Funktionen	**Mangelerscheinungen**
Stoffwechsel	Stoffwechsel
Vitamin B1 hilft das Enzym «Carboxylase» aufbauen, das für den Kohlehydrat-Stoffwechsel wichtig ist. Es wirkt im Körper zudem als säureabbauendes Enzym und hat dadurch eine bedeutende Funktion im Säure-Basen-Gleichgewicht.	Mangelhafter Abbau der Brenztraubensäure und Milchsäure. Folge: Muskelkater hält sehr lange an. Acidose (vermehrte Anhäufung von Säuren im Blut). Die Alkalireserve im Blut und im Gewebe ist gering, die Harnausscheidung wird

gehemmt. Ödembildung, Störungen im Zitronensäurezyklus, erhöhter Östrogenspiegel (Brustbildung bei Männern), Brustdrüsenentzündung, Gebärmutterblutung außerhalb der Menstruation. Vermehrte Bildung von Adenylsäure im Blut.

Nervensystem

Es unterstützt die Zellatmung des Nervensystems und wirkt als Schutzstoff für dessen normale Funktion. Es schützt die Nerven vor Entzündungen.

Schädigung des zentralen und peripheren Nervensystems, periphere Nervenentzündungen, Schlaffheit, Untertemperatur, Kopfschmerzen bis zur Migräne, Schlaflosigkeit, Schwitzen, Kribbeln, Abschwächung oder Aufhebung der Sehnenreflexe. Ischias, Neuralgien.

Augen

Unterstützt die Funktion des Sehnervs.

Nervenentzündungen hinter dem Augapfel. Retrobulbärneuritis, Augenzittern, Pupillenödem, Netzhautblutungen.

Herz

Vitamin B1 unterstützt die normale Herzfunktion. Es schützt das Herz vor zu starker Vergrößerung und in Phasen starker Belastung.

Herzbeschwerden bei geringen Anstrengungen, Herzklopfen, Atemnot, Kurzatmigkeit bei geringster Anstrengung, Herzrhythmusstörungen, Steigerung der Herzfrequenz, Überleitungsstörungen, vergrößertes Herz.

Magen-Darm-Kanal	Magen-Darm-Kanal
Es hilft den Magensaft bilden und unterstützt die Funktionen des Darmtraktes.	Appetitlosigkeit (Anorexie), Gewichtsverlust, Magensaftmangel, Magen-Darm-Erschlaffung, Resorptionsstörungen, chronische Verstopfung, Erbrechen, Krämpfe.
Allgemein	Allgemein
Beeinflußt die Vitalität und die Dauer der Erholungsphasen nach körperlicher Anstrengung.	Trägheit, herabgesetzte Vitalität, Appetitlosigkeit, Müdigkeit, Unlust, Antriebsschwäche, verlangsamter Puls, übermäßige Süßgelüste.
Psychische Störungen	Psychische Störungen
Es hilft die psychischen Abläufe regulieren.	Labilität, Depressionen, geistige Trägheit, verwirrtes Denken, Vergeßlichkeit, Reizbarkeit, Angstzustände.
Muskelstörungen	Muskelstörungen
	Schlaffe Muskeln und Muskellähmungen, bedingt durch die Degeneration von zentralem und peripherem Nervensystem. Schwäche und Schwund der Muskulatur, Schwäche in Unterarmen und Unterschenkeln (erschwertes Aufstehen aus der Kniebeuge), Krämpfe. Wadenmuskulatur verliert zeitweilig den Tonus.
Schwangerschaft	Schwangerschaft
Unbedingt notwendig für die gesunde Entwicklung des Fötus.	Während der Schwangerschaft kann sich beim Kind eine Hasenscharte entwickeln.

Interaktionen

Wer viel Kohlehydrate ißt (Süßigkeiten, Limonaden, viel Zucker in Tee und Kaffee), benötigt mehr Vitamin B1. Auch täglicher Alkoholkonsum erhöht den Vitamin-B1-Bedarf. Zusammen mit Vitamin B6 hilft Vitamin B1 bei Reisekrankheit. Die Digitalisbehandlung (Herzmittel) versagt bei Mangel an Vitamin B1, was zu Kreislaufversagen führen kann. Bei erhöhtem Harnsäurespiegel im Blut kann eine hohe Vitamin-B1-Gabe einen Gichtanfall auslösen.

Vitamin-B1-Räuber

Weißer Zucker, Alkohol.

Bedarf

Täglich 1 – 2 mg (geschätzt)
Zu therapeutischen Zwecken 10 – 200 mg

Vorkommen von Vitamin B1

Vollreis, Weizenkeime, Reiskeime

Vitamin B2 (Riboflavin)

Funktionen	Mangelerscheinungen
Allgemein	Allgemein
Vitamin B2 ist am Abbau von Fetten, Eiweißen und Kohlehydraten beteiligt. Es ist Wirkstoff für eine Reihe von Enzymen, die Sauerstoff transportieren und damit die Zellatmung und die Oxidation ermöglichen. Vitamin B2 ist am Stoffwechselgeschehen im ganzen Körper beteiligt und findet sich dementsprechend in allen Körperzellen.	Zuckerkrankheit, Müdigkeit, Zöliakie (Allergie gegenüber Klebereiweiß). Die Haare werden stark fettig. Die Nägel werden hart und spröde, verlieren ihren Glanz (Koilonychie) und splittern leicht. Gleichzeitig auf Vitamin A und essentielle Fettsäuren achten. Muskel- und Wadenkrämpfe.

Psyche	Psyche
Es steuert das gesunde seelische Verhalten.	Persönlichkeitsveränderungen in Richtung Depressionen, Hypochondrie, Hysterie.
Augen	Augen
Vitamin B2 ist am Sehvorgang beteiligt, wo es hauptsächlich die Funktionen von Linse und Bindehaut unterstützt. Fördert das Dämmerungssehen.	Rote, entzündete Augen, lichtscheu, (Photophobie), schlechtes Dämmerungssehen. Lidkrampf, rasche Sehermüdung, brennende, schmerzende und tränende Augen, Gefühl von Sand unter den Lidern, schlechte Sehschärfe, Fleckenbildung und Trübung der Hornhaut, Augenbindehautentzündung (Konjunktivitis), herunterhängendes Unterlid (Bernhardinerblick), eitrige Lidränder. Im Alter verkleinern sich die Augen, da die Lidränder in den Augenwinkeln zusammenzuwachsen beginnen. Chronische Bindehautentzündung, Regenbogenhautentzündung, grauer Star.
Blut	Blut
Vitamin B2 ist am Auf- und Abbau des Blutfarbstoffes beteiligt (Eisenverwertung), indem es das Eisen im Hämoglobin fixiert.	Anämien, das Eisen wird im Blut nicht fixiert.
Haut	Haut
Es unterstützt die Hautfunktion, kontrolliert die Durchblutung (Atmungs	Schuppige Haut um Augen, Nase und Lippen. Der Porenausgang ver-

fermente) und erhöht den Turgor (Spannungszustand der Haut).

dickt und entzündet sich (Hühnerhaut). Mitesserbildung, Verhärtung der Talgdrüsen an Nase und Wangen, allgemeine Rötung und Schuppung der Haut, Neigung zu Couperose. In der Haut bilden sich kleine, senkrechte Linien (Längsfältchen).

Schleimhäute

Schleimhäute

Verantwortlich für das richtige Funktionieren der Schleimhäute und deren Regeneration zusammen mit Vitamin A und F sowie anderen Nährstoffen.

Entzündungen der Mundschleimhäute, oft begleitet von schmerzender purpurroter und rissiger Zunge. Trockener Rachen und erschwertes Schlucken. Bei der Frau entwickelt sich oft eine Scheidenentzündung. Beim Mann entzündet sich der Hodensack. Chronische Dünndarmentzündung, Magengeschwüre.

Lippen

Lippen

Verantwortlich für klare Konturer sowie für die Bildung der Lippenlamellen zusammen mit Eisen.

Die Lippen werden glatt, glänzend und rissig, purpurfarben bis bläulich. Der Übergang von den Lippen zur Haut verwischt sich; es bilden sich nässende, borkig belegte Fissuren an den Mundwinkeln. Von den Lippen her formen sich senkrechte Falten; es entsteht der typische Knopflochmund (Pfeifrunzeln). Die Oberlippe wird schmal oder verschwindet ganz.

Hormone	Hormone
Vitamin B2 ist notwendig zur Bildung der Steroidhormone und ist an der Steuerung des Sexualzyklus beteiligt.	

Schwangerschaft	Schwangerschaft
Beim Fötus verantwortlich für die normale Entwicklung der Augen, des Gaumens und die volle Ausbildung von Armen und Beinen. Sorgt dafür, daß die Zehen nicht zusammenwachsen (Schwimmhäute).	Schwimmhäute zwischen den Zehen beim Baby.

Kind	Kind
Vitamin B2 fördert Wachstum und Entwicklung.	Gewichtsstillstand und Schwächezustände bei Säuglingen, Wachstumsstillstand bei größeren Kindern.

Kinder und Erwachsene
Keine der aufgeführten Krankheitserscheinungen ist allein spezifisch oder charakteristisch für die Vitamin-B2-Hypovitaminose. Vielmehr treten sie stets in variabler Verbindung miteinander auf. Selbst bei lange eingeschränkter Vitamin-B2-Zufuhr sind schwere Erscheinungen selten, da der Bedarf zu einem Teil durch bakterielle Synthese im Darm gedeckt wird. Da in der normalen Nahrung alle B-Vitamine enthalten sind, treten bei Vitamin-B2-Mangel gewöhnlich weitere B-Mangelkrank-

heiten hinzu. Experimentell lassen sich unter bestimmten Bedingungen Vitamin-B2-Mangelkrankheiten erzeugen.

Wichtig
Gilt als sicheres Vitamin. Außer einer Gelbverfärbung des Urins sind keine unerwünschten Wirkungen bekannt.

Vitamin-B2-Räuber
Sonnenlicht, aber auch Natron (Natriumbikarbonat), das den Speisen zum Kochen beigefügt wird, zerstören das Vitamin B2. Bei regelmäßigem Genuß von chininhaltigen Getränken (z.B. Tonic Water und alle Bitter-Getränke, die ihren Geschmack von Chinin erhalten) ist der Bedarf an Vitamin B2 erhöht, da Chinin ein Vitamin-B2-Antagonist ist. Raucher, die mehr als 30 Zigaretten pro Tag inhalieren, sind mit Vitamin B2 erheblich unterversorgt; dies wurde in einer Studie des Instituts für Sozial- und Präventivmedizin der Universität Basel festgestellt.

Vorkommen von Vitamin B2
Milch, Nähr- oder Bierhefe, Leber, Keimlinge.

Interessant
Bei der Biergewinnung gibt die Hefe den größten Teil ihres Vitamin-B2-Gehalts an das Bier ab.

Bedarf
Der tägliche Bedarf wird auf 1,5 mg geschätzt. Zu therapeutischen Zwecken können 10 – 100 mg eingesetzt werden. Versuche mit der 500fachen Menge des Tagesbedarfes erwiesen sich als risikolos.

Vitamin B3 (Nicotylamid, Niazin, Vitamin PP)

Funktionen	Mangelerscheinungen
Allgemein	**Allgemein**
Unser Körper kann das Vitamin B3 aus der Aminosäure Tryphotphan selber bilden, wenn die Nahrung genügend Eiweiß, Vitamin B2 und B6 sowie Folsäure enthält.	Nervosität, Vergeßlichkeit, Mangel an Energie, Müdigkeit, Neigung zu Angstzuständen, Schlaflosigkeit, Zuckerkrankheit, erhöhter Cholesterinspiegel, Röntgenkater.
Psyche	**Psyche**
Für die seelische und geistige Gesundheit ist Vitamin B3 absolut notwendig.	Verdrießlichkeit, schlechte Laune, Furchtsamkeit, Mißtrauen, Verwirrung. Mangel an Kraft, Probleme zu überwinden. Depressionen mit Selbstmordgedanken, Schizophrenie.
Nervensystem	**Nervensystem**
	Veränderungen des Elektro-Enzephalogramms (Gehirn). Schmerzen in Armen und Beinen, Gehstörungen, Lähmungen, Nervenschwäche.
Stoffwechsel	**Stoffwechsel**
Steuerung von Fettsäure-, Aminosäure-, Kohlehydrat- und Energie-Stoffwechsel. Vitamin B3 beeinflußt auch den Cholesterin-Stoffwechsel.	

Hormone	Hormone
Wichtig für die Bildung der Hormone der Keimdrüsen, der Schilddrüse und der Nebennieren.	

Leber	Leber
Vitamin B3 ist notwendig für den Aufbau des Leberparenchyms, damit die Leber die Sexualhormone inaktivieren kann (Menstruationszyklus der Frau).	Lebergewebeschäden, Blei- und Arsenvergiftungen.

Magen-Darm-Kanal	Magen-Darm-Kanal
Wichtig für die Salzsäureproduktion im Magen und für das richtige Funktionieren der Verdauung.	Der Magen bildet zuwenig Salzsäure; dadurch kann eine Gastritis entstehen. Zuerst wechseln sich Durchfall und Verstopfung ab, doch entsteht bald ein hartnäckiger Durchfall, der gar mit Blut vermischt sein kann. Entzündung des Dünn- und des Dickdarms, Dyspepsie (Verdauungsstörungen mit Aufstoßen, Sodbrennen).

Zunge	Zunge
Für ein gesundes Mundmilieu.	Bei leichtem Mangel an Vitamin B3 entsteht ein weißer, flockiger Belag; schlechter Mundgeruch. Schwerer Mangel führt zu krebsähnlichen Veränderungen und kleinen Geschwüren.

Haut	Haut
Vitamin B3 erhält die Haut jung, elastisch und geschmeidig. Verbessert die Sonnenverträglichkeit zusammen mit PABA.	Sonnenbrandartige Rötungen, die sich bei Sonnenbestrahlung verschlimmern. Es erscheint ein dunkelrotes Erythem (Rötung) an Hautpartien, die dem Licht ausgesetzt sind. Später wird die Haut dunkel, trocken und rissig. Besonders die Haut an Ellenbogen und Knien wird grau und rissig; oft erscheint sie auch entzündet. Die Hände wirken alt und grau (Waschfrauenhände). Die ganze Haut erscheint trocken, ledrig und frühzeitig gealtert. Es können sich auch Ekzeme bilden. Frostbeulen.
Durchblutung	Durchblutung
Vitamin B3 steuert die Durchblutung.	Schwindel, wiederkehrende Kopfschmerzen, Gedächtnisstörungen. Durchblutungsstörungen in den Extremitäten.

Allgemeines
Wenn Vitamin B3 als Niacin (Nikotinsäure) verabreicht wird, entstehen nach der Einnahme Rötungen auf der Hautoberfläche und Hitzewallungen, ähnlich wie bei Frauen in den Wechseljahren.

Wichtig
Niacin ist ein Risikovitamin.

Typische Mangelkrankheit «Pellagra»
Tritt überwiegend in Gegenden auf, in denen Mais die Hauptnahrung ist (geringer Gehalt an Nikotinsäureamid und Tryptophan). Man nennt die Pellagra auch Maisvergiftung.

Wichtige Anwendungsmöglichkeit
Es ist erwiesen, daß Vitamin B3 es erleichtert, von einer Sucht wegzukommen. In Kombination mit den Vitaminen C und B15 hält es Entzugsschmerzen in Grenzen.

Interessant
Gewisse Fälle von Schizophrenie lassen sich mit hochdosierten Gaben von Vitamin B3 (5 – 50 g) erfolgreich behandeln. Ein erhöhter Cholesterinspiegel kann mit 1 – 3 g täglich gesenkt werden. Neuerdings findet Vitamin B3 auch nach Herzinfarkten Verwendung, weil es vor Herzrhythmusstörungen schützt.

Interaktion
Vitamin B3 und Vitamin B2 sind voneinander abhängig.

Bedarf
Der tägliche Bedarf wird auf 1,6 – 18 mg geschätzt. Nach neuesten amerikanischen Forschungsergebnissen liegt der tägliche Bedarf eines Erwachsenen zwischen 12 – 18 mg. Bei Pellagra werden Dosen von 300 – 400 mg verabreicht. Bei Kopfschmerzen kann die Dosierung bis auf 1 g gesteigert werden.

Vorkommen von Vitamin B3
Pilze, Preßhefe, Leber, Rind-, Schweine- und Kalbfleisch, Weizenvollkornbrot.

Vitamin B5 (Calciumpantothenat, Panthenol, Pantothensäure)

Funktionen	Mangelerscheinungen
Stoffwechsel/ Allgemein	Stoffwechsel/ Allgemein
Vitamin B5 sichert die Stoffwechsellage von Haut und Gewebe. Es ist beteiligt an der Umwandlung von Fett und Kohlehydraten in Energie.	Müdigkeit, Appetitlosigkeit, Kopfschmerzen, Verstopfung, Herzjagen, Empfindlichkeit gegen Insulin, Muskelkrämpfe, Depressionen, Schlaflosigkeit, Charakterveränderungen, schlecht heilende Wunden. Schlechtes Gedächtnis.
Hormone/Nebennieren	Hormone/Nebennieren
Am Aufbau der Hormone der Nebennierenrinde beteiligt. Fördert das richtige Funktionieren der Schilddrüse und der Nebennieren. Verhindert die Abwanderung des Calciums aus dem Knochengewebe.	Geschwächte Nebennierenrinden-Funktion, gestörte Hormonbildung (rheumatoide Arthritis, Gicht, Wechseljahrprobleme mit beginnender Osteoporose, Arthrose).
Nervensystem	Nervensystem
Fördert die Funktionsabläufe des Nervensystems.	Muskelschwäche, neuromotorische Störungen, Ataxie und Tremor der Hände (gestörter Bewegungsablauf und Muskelzittern), Muskelkrämpfe und vorübergehend gesteigerte Reflexe.
Durchblutung	Durchblutung
Vitamin B5 steuert die Durchblutung.	Kribbeln in Armen und Beinen und häufiges Einschlafen von Händen und Füßen; brennende Fußsohlen,

Füße und Unterschenkel (ein mögliches Anzeichen kann sein, daß man nachts die Füße aus dem Bett hält).

Blut

Blut

Unterstützt die Gammaglobulinbildung. Kohlehydratstoffwechsel-Blutzuckerregulierung.

Das Gammaglobulin (Eiweißstoff) geht zurück. Verstärkte Insulinempfindlichkeit, dadurch erhöhte Anfälligkeit auf Infektionen. Erhöhte Blutsenkung, stetig herabgesetzter Blutzuckerwert, tiefer Blutdruck.

Magen-Darm-Trakt

Magen-Darm-Trakt

Vitamin B5 sorgt für die Bewegungs- und Spannkraft der Därme. Es hilft neues, gesundes Gewebe aufbauen und schützt die Schleimhäute vor Infektionen.

Entzündungen von Magen-, Dünndarm- und Dickdarmschleimhaut, Mangel an Magensaft, Blähungen, herabgesetzte Peristaltik (Darmbewegungen), Verschwinden der Dickdarmdivertikel, Erschlaffen der Dünndarmschlingen, Blähungen, Magen-Darm-Geschwüre.

Schutz/Luftwege

Schutz/Luftwege

Schutz der Schleimhäute vor Infektionen; Schutz vor Allergien. Hilfe beim Aufbau von gesundem Gewebe.

Erhöhte Anfälligkeit für Infektionen, langdauernde Erkältungen, Bronchitis, chronischer Katarrh der Bronchien, Heuschnupfen, Asthma.

Haar

Haar

Fördert das Haarwachstum und schützt vor frühzeitigem Ergrauen.

Störungen des Haarwuchses, eventuell frühzeitiges Ergrauen. Oft in Verbindung mit Mangel an anderen Vitaminen.

Lymphsystem	Lymphsystem
Unterstützt die Funktion des Lymphsystems.	Lymphstauungen, dadurch starke Neigung zu Fettleibigkeit. Leicht geschwollene Lymphknoten.

Frau	Frau
Schützt in der Schwangerschaft den Fötus vor Hirn- und Augenschäden.	Frühgeburten, Wechseljahrbeschwerden, Entzündungen der Scheide und des Muttermundes, Einrisse bei den Brustwarzen, Schwangerschaftskrämpfe.

Mann	Mann
Sorgt für die Beweglichkeit der Spermien.	Sterilität, bewegungsschwache Spermien.

Handel
Angeboten wird meistens Calciumpantothenat.

Wichtig
Vitamin B5 ist ein risikofreies Vitamin.

Wirkungsmechanismen
Die Pantothensäure ist ein Bestandteil des Coenzyms A, einer Substanz, die im ganzen energiefordernden Stoffwechsel eine Schlüsselposition einnimmt und in jeder lebenden Zelle vorkommt. Das Abwehrsystem benötigt sie zum Aufbau von Antikörpern.

Interaktionen
Ohne Vitamin B5 können Cholin und PABA nicht für den Körper nutzbar gemacht werden. Pantothensäure hilft Vitamin B6 fixieren; bei Mangel von Vitamin B5 scheidet die Niere vermehrt Vitamin B6 aus.
Vitamin-B3-Gaben erhöhen den Vitamin-B5-Verbrauch. Vitamin B5 erhöht den Bedarf an Vitamin B1 und umgekehrt.

Bedarf

Der tägliche Bedarf wird auf 6 – 10 mg geschätzt. Für therapeutische Zwecke verwendet man 200 mg – 1 g täglich (Verstopfung).

Vitamin B6 (Pyridoxinchlorid)

Funktionen	**Mangelerscheinungen**
Stoffwechsel	Stoffwechsel
Es reguliert den Haushalt der ungesättigten Fettsäuren. Es hilft, den Blutcholesterinspiegel auf normaler Höhe zu halten. Es beeinflußt als Koferment den Aminosäurestoffwechsel, vor allem dessen Auf- und Abbau. Dieser Stoffwechsel ermöglicht den Umbau von Eiweiß in Kohlehydrate.	Tendenz zur Fettleibigkeit; schlechter Mundgeruch, Schwindel, Lethargie, Konzentrationsschwäche, morgens Übelkeit, grundlose Vermehrung der weißen Blutkörperchen, zu wenig Blut, erhöhter Harnsäure- und Harnstoffspiegel, Schwäche des Blasenschließmuskels bis Versagen. Bauchspeicheldrüsen-Entzündung. Zuckerkrankheit. Traumerinnerung fehlt.
Nerven	Nerven
Es hält die Funktionen des Zentralnervensystems aufrecht.	Die Myelinschicht (Substanz um die Nervenfasern) der peripheren Nerven geht zurück. Schreckhaftigkeit, Muskelzuckungen im Gesicht oder in Armen und Beinen. Zuckungen beim Einschlafen (Peitschenhiebe), Schlafstörungen, depressive Störungen, stechende Kopfschmerzen über den Augenbrauen und Schläfen, leichte Erregbarkeit, extreme Nervosität,

Fühllosigkeit in Fingern und Zehen, linksseitige Lähmungserscheinungen, beginnend beim linken Bein, Sekundenkrämpfe. Epileptiforme Krämpfe, Chorea Minor (Veitstanz).

Gewebe	Gewebe
Vitamin B6 unterstützt die Funktionen der Leber, der Muskeln und der Haut und reguliert den Magnesiumspiegel im Gewebe.	

Haut	Haut
Durch die Steuerung des Aminosäure- und Fettstoffwechsels wichtig für die optimale Hautfunktion.	Schuppige Haut, seborrhoische Dermatitis (Ausschlag in Augenbrauen und Kopfhaut), juckender, roter Ausschlag in der Genitalgegend. Juckreiz um den After, trockene und rissige Haut an den Händen. Typisch: gerötete Handrückenknöchel, die Haut kann schmerzen. Die Lippen schälen sich und weisen Hautveränderungen auf.

Blut	Blut
Vitamin B6 unterstützt die Entwicklung der Erythrozyten (rote Blutkörperchen); es reguliert den Magnesiumspiegel im Blut und den Blutdruck.	Hämorrhoiden. Magnesium-Stoffwechselprobleme.

Abwehrsystem	Abwehrsystem
Es spielt eine wichtige Rolle im Abwehrsystem und unterstützt die Hormonbildung durch die Nebennieren.	Immunschwäche, z. B. immer wiederkehrende Blasenentzündung. Wichtig für das Abwehrsystem bei Dialyse-Patienten.
Gleichgewicht	Gleichgewicht
Es spielt im Gleichgewichtssystem eine Rolle.	Reisekrankheit mit Vitamin B1, Menière-Syndrom (Ohrensausen usw.). Zusammen mit Vitamin-C-Mangel.
Mann	Mann
Vitamin B6 ist mitverantwortlich für eine gute Potenz.	Verminderte Potenz, bei gleichzeitigem Mangel an essentiellen Fettsäuren.
Schwangerschaft	Schwangerschaft
Es ist verantwortlich für eine gesunde geistige Entwicklung des Kindes.	Übelkeit, Erbrechen, Blutarmut, Kopfweh, Nervosität, Fuß- und Beinkrämpfe (hauptsächlich nachts), Hämorrhoiden, Wasseransammlungen (Ödeme), eklamptische Krämpfe (blitzartig auftretend, gefährlich).
Kind	Kind
Unterstützt das Wachstum.	Epileptiforme Krämpfe bei Trockenmilchernährung.

Interessant
Oxalat-Nierensteine werden durch einen Vitamin-B6-Mangel verursacht. Vitamin B6 leistet den Frauen wertvolle Dienste beim Abstillen. Hochdosiert genommen, unterbindet es konfliktlos die Milchbildung. Vitamin B6 erhöht die Toleranz für Röntgenstrahlen.

Interaktionen
Vitamin B6 und das Vitamin B2 sind voneinander abhängig. Vitamin B6 wird vermehrt ausgeschieden, wenn ein Vitamin-B5-Mangel besteht.

Wichtig
Vitamin B6 ist ein Risikovitamin. Toxische Effekte könne in Dosierungen von 200 – 500 mg auftreten. Pyridoxin kann eine Akne vulgaris oder ein akneartiges Exanthem auslösen oder verschlimmern. Hohe Dosen können zu einer Erhöhung der SGOT im Serum führen. Die Prolaktinfreisetzung wird gehemmt. Pyridoxin stimuliert die Decarboxylierung von Levadopa und kann dessen therapeutische Wirkung bei Parkinsonscher Krankheit vermindern, sofern nicht gleichzeitig ein Decarboxylasehemmer verabreicht wird.

Vitamin-B6-Räuber
Die Antibabypille erhöht den Vitamin-B6-Verbrauch drastisch. Bei Überdosierung von Hydraziden und Semicarbaziden entsteht akuter Vitamin-B6-Mangel, der zu schweren tonisch-klonischen Krämpfen führt. Bei Langzeitbehandlung mit Isonikotinsäure-Hydrazid. Neuritische Erscheinungen (besonders in den unteren Extremitäten). Durch das Sterilisieren bei der Konservenherstellung wird das Vitamin B6 total zerstört. Das Gemüse verliert durch das Tiefkühlen einen Teil seines Vitamin-B6-Gehaltes.

Bedarf
Der tägliche Bedarf wird auf 2 – 3 mg geschätzt. Je mehr Eiweiß gegessen wird, desto mehr Vitamin B6 wird benötigt. Zur Behandlung von Mangelerscheinungen werden 20 – 40 mg täglich eingenommen.

Vorkommen von Vitamin B6
Pekannüsse, Hering, Gerste und Weizen.

Biotin (Vitamin B8, Hautfaktor)

Funktionen	Mangelerscheinungen
Allgemein/Stoffwechsel	Allgemein/Stoffwechsel
Es hilft beim Aufbau der Fermente für den Kohlehydratabbau und am Aufbau von verschiedenen Proteinen.	Müdigkeit, Lethargie, Muskelschmerzen, nervöse Übererregbarkeit, Depressionen, Kopfschmerzen, Hämoglobinabfall, erhöhter Cholesterinspiegel. Tendenz zu Lungenentzündungen.
Zelle	Zelle
Biotin ist an der Zellteilung und an der Einlagerung des Calciums in die Muskelzellen beteiligt.	Die Zunge weist einen gelblich-fleckigen Belag mit Magenta-Färbung auf. Schwund der Zungenpapillen, Abnahme des Geschmackssinns.
Haut	Haut
Es ist verantwortlich für die Gesundheit der Haut und der Schleimhäute.	Feine Schuppen, später fleckige, schuppige Hautentzündung an Armen, Händen und Beinen. Die Haut wird trocken und schelferig, die Talgproduktion versiegt. Die Haut verfärbt sich graufahl, ebenso die Schleimhäute, die zugleich schlecht durchblutet werden.
Haare	Haare
Schutz der Haare vor dem Ergrauen.	Schuppen und Krustenbildung der Kopfhaut, begleitet von starkem Haarausfall.

Kleinkind
Normale Entwicklung. Gute Kontrolle der Kopfhaltung. Gute Körperkraft.

Kleinkind
Entwicklungsstörungen. Schwäche. Fehlende Kontrolle über die Bewegung des Kopfes. Leinersche Krankheit.

Wichtig
Biotin gilt als sicheres Vitamin. Eine gesunde Darmbakterienflora versorgt uns mit genügend Biotin.

Biotin-Räuber
Rohes Hühnereiweiß kann sich mit Biotin verbinden, so daß dieses vom Körper nicht mehr aufgenommen wird. Es entsteht eine Biotinmangel-Krankheit. Gekochtes Hühnereiweiß ist hingegen harmlos. – Antibiotika und Sulfonamide können die Eigenversorgung ebenfalls stören beziehungsweise unterbinden. Menschen mit Durchfall können einen Biotin-Mangel aufweisen, ebenfalls Menschen mit ungenügender Magensaftbildung oder mit verschleimtem Magen.

Bedarf
Der tägliche Bedarf wird auf 25 – 300 mcg geschätzt. Der heute gebräuchliche Name von Vitamin B8 ist «Biotin».

Vorkommen von Biotin
Schweins- und Rindsleber, Reiskleie, Nährhefe, Sojabohnen. Aus der Mischung von Mais und Bohnen kann der Körper Biotin gut resorbieren.

Folsäure (Vitamin B9)

Funktionen	Mangelerscheinungen
Zellen/Schleimhäute	Zellen/Schleimhäute
Folsäure hilft bei der Teilung aller Körperzellen und ist verantwortlich für die Herstellung der Ribonuklein-säure und der Desoxyribonuklein-säure in den Zellkernen.	Schleimhautveränderungen in der Mundhöhle und im Magen-Darm-Trakt. Letztere führen zu Durchfall und Resorptionsstörungen. Sprue. Die Zunge ist erdbeerrot und glatt und weist eine glänzende, weiche Oberfläche auf. Die Papillen ver-schwinden.
Blut	Blut
Folsäure ist an der Blutbildung beteiligt und fördert die Durchblu-tung des Gewebes.	Großzellige Anämie mit Müdigkeit, Blässe, Schwindel, Depressionen, graubrauner Hautpigmentierung, Atemnot.
Stoffwechsel	Stoffwechsel
Folsäure hilft beim Kohlehydrat- und beim Eiweißstoffwechsel.	
Abwehrsystem	Abwehrsystem
Folsäure fördert die Produktion von Antikörpern, die Infektionen bekämpfen helfen. Sie kontrolliert die Heilungsprozesse.	Schwund des lymphatischen Gewe-bes (Thymusdrüse, Lymphknoten, Milz); verringerte Antikörperbildung.
Wachstum/Haar	Wachstum/Haar
Folsäure steuert das Wachstum der Haare sowie der Finger- und der Zehennägel.	Haarausfall, beim Mann Glatzenbil-dung und Schwinden des Bartwuch-ses. Man vermutet, daß bei Psoriasis

	und Ekzemen der Folsäurehaushalt eine Rolle spielt.
Schwangerschaft	**Schwangerschaft**
Folsäure ist verantwortlich für eine regelmäßige Periode. Während der Schwangerschaft schützt sie den Fötus vor Mißbildungen. Sie schützt das Baby vor dem Kindstod.	Blutungen, Fehlgeburten, Frühgeburten, hohe Kindersterblichkeit. Das Neugeborene ist bereits blutarm. Bei der Mutter bilden sich die häßlichen Schwangerschaftsstreifen. Für Mongolismus wird ebenfalls ein Folsäuremangel während der ersten Schwangerschaftsmonate verantwortlich gemacht.
Mann	**Mann**
Folsäure fördert das Wachstum der Spermatozoen.	Schlechte Spermatozoenqualität.
Kind	**Kind**
Folsäure fördert das Knochenwachstum.	Veränderungen am Skelett.

Folsäure ist ein Risikovitamin

In hohen Dosen ist sie nicht unbedenklich. Allergische Reaktionen sind selten beschrieben worden. Eine Epilepsie hingegen kann verschlimmert werden. Wegen der Gefahr funikulärer Myelosen darf Folsäure bei perniziöser Anämie nur mit Vitamin B12 zusammen gegeben werden.

Interaktionen

Folsäure und Biotin sind verantwortlich für die Verwertung von Vitamin B5. Kinder, deren Mütter während der Schwangerschaft an einem Folsäure- oder einem Vitamin-B12-Mangel litten, haben ausgesprochen kleine Thymusdrüsen. Die Thymusdrüsen haben eine wichtige Funktion im Abwehrsystem.

Außerdem kann Eisenmangel zu Folsäuremangel führen, da ein für die Folsäureverwertung wichtiges Enzym eisenabhängig ist.

Folsäure-Räuber
Antibiotika, Sulfonamide und Barbitursäure-Verbindungen können die Folsäure aus ihren enzymatischen Verbindungen drängen, ebenso die Medikamente Methotrexat und Pyrimethamin (Anti-Malaria-Mittel). Ein ausgesprochener Folsäure-Räuber ist die Antibabypille. Frauen, welche die Pille nehmen, haben einen erhöhten Folsäure-Bedarf. Es können sich gar die häßlichen Schwangerschaftsflecken bilden. Folsäure ist luft- und sonnenempfindlich.

Bedarf
Der geschätzte tägliche Bedarf liebt bei 1 – 2 mg. Menschen mit gesunder Darmbakterienflora können die Folsäure synthetisieren. In Tierversuchen kam es bei 15 mg pro Tag zu Nierenschwächen, nach einem Monat zu neurologischen Beschwerden und ähnlichen Reaktionen.

Vorkommen von Folsäure
Kalbsleber, Rindsleber, Weizenkeime, Spargel, Spinat.

Vitamin B12 (**Cobalamin, Cyanocobalamin**)

Funktionen	Mangelerscheinungen
Allgemein	Allgemein
Vitamin B12 ist verantwortlich für den Aufbau von Eiweißen und von Ribonukleinsäuren.	Ähnlich wie bei Mangel an Folsäure, ist der Aufbau von Eiweißen und Ribonukleinsäuren gestört.
Blut	Blut
Es ist verantwortlich für die Bildung der roten Blutkörperchen.	Zuwenig Hämoglobin, perniziöse Anämie (Reifungsstörung der roten Blutkörperchen), dadurch Müdigkeit,

Atemnot, Herzklopfen. Blaßgelbe
Färbung der Haut.

Magen-Darm-Trakt

Magen-Darm-Trakt

Bildung des Magensaftes. Im
Magensaft des gesunden Menschen
befindet sich der Intrinsic-Faktor,
der das Vitamin B12 bindet und
dadurch die Aufnahme ermöglicht.
Dieser Intrinsic-Faktor schützt
zugleich das Vitamin B12 vor den
Darmbakterien. Es benötigt eine
gesunde Magenschleimhaut.

Appetitmangel, Übelkeit, Durchfall,
Bauchschmerzen. Die Mundschleimhaut wird blaß bis gelblich, und es
entsteht eine schmerzhafte Entzündung der Mundschleimhaut und der
Zunge. Bläschenbildung, besonders
am Rand der Zunge. Verschwinden
der Papillen, Zunge wird hellrot.
Zungenbrennen, Schmerzen beim
Trinken von heißen oder kalten
Getränken.

Nerven

Nerven

Wichtig für die Bildung des Myelins
(Substanz um die Nervenfasern).

Störungen der Darm- und Blasen-
kontrolle, Kopfschmerzen, Nervenentzündungen, Rückensteifheit und
Schmerzen, harmlos erscheinende
leichte Stiche in Händen und Füßen,
Schwierigkeiten beim Gehen (schlur-
fender Gang, durch Myelinabbau
bedingt). Bei schwerem Mangel
degeneriert das Rückenmark;
unheilbare Lähmungen sind die
Folge. Das periphere und das zentrale Nervensystem degenerieren.
Einseitige Lähmung der Gesichts-
muskulatur.

Zellen	Zellen
Beeinflußt die Bildung des Zellgewebes und somit auch die Zellregeneration, den Eiweißaufbau und wichtige Funktionsprozesse zwischen den einzelnen Zellen.	

Körper	Körper
	Es entwickelt sich ein unangenehmer Körpergeruch.

Psyche	Psyche
Hilft die psychische Ausgeglichenheit steuern.	Antriebsverminderung, depressive Verstimmung. Affektlabilität, Psychosen, die manisch-depressiv und schizo-affektiv erscheinen.

Kind	Kind
Steigert bei einseitig ernährten Kindern das Wachstum, das allgemeine Wohlbefinden, die Körperkraft und den Appetit. Es wurden auch bessere Schulleistungen beobachtet.	

Frau	Frau
Vitamin B12 begünstigt eine regelmäßige Periode.	Übelriechender Ausfluß oder Geruch aus der Scheide. Schlechte Empfänglichkeit.

Mann	Mann
Steuert die Zahl der Spermien.	Ungenügende Spermienanzahl.

Wichtig
Vitamin B12 gilt als sicheres Vitamin.

Wichtig für Vegetarier
Vegetarische Kost enthält sehr geringe nutzbare Mengen Vitamin B12. Vor allem wenn sie auch auf Milchprodukte und Eier verzichten, sollten Vegetarier einmal wöchentlich eine Vitamin-B12-Tablette schlucken.

Interaktionen
Folsäuremangel kann die Entwicklung der funikulären Myeolose verstärken. Perniziöse Anämie (bösartige Reifungsstörung roter Blutkörperchen), Netzhauterkrankungen bei Zuckerkranken. Zusammen mit Vitamin-B1-Mangel: Trigeminusneuralgie (Gehirnnerv), Polyneuritis (Nervenentzündungen), Erweiterungen der Kapillargefäße mit Bioflavonoiden.

Vitamin-B12-Räuber
Alkohol, Östrogentabletten, Schlaftabletten, Antibiotika, Antidiabetika vom Typ Guanidin.

Tips
Ein Weg, die Absorption von Vitamin B12 zu erleichtern, ist die Reduktion von Fett in der Nahrung. Nahrung mit hohem Fettanteil hindert den Körper an der Bildung des Intrinsic-Faktors, der für die B12-Absorption nötig ist. Die B12-Absorptionsschwäche schädigt nicht nur das Immunsystem durch unzureichende Bereitstellung von B12 für den Folsäuretransport, sondern begünstigt die perniziöse Anämie. Vitamin B12 ist ein Stärkungsmittel bei Schwächezuständen alter Menschen und sorgt für schnellere Erholung nach Krankheiten.

Bedarf
Die Höhe des täglichen Bedarfs ist noch nicht bekannt. Er wird auf $1-3\ \mu$ geschätzt. Ein großer Teil des täglichen Bedarfs wird im Darm durch Bakterien aufgebraucht. Das Vitamin B12 wird hauptsächlich in der Leber gespeichert, über die Galle ausgeschieden und wieder resorbiert.

Vorkommen von Vitamin B12

Rindsleber, Krabbenfleisch, Lachs, Sardinen, Hülsenfrüchte. Gekochte Leber ist arm an Vitamin B12, während geschont gebratene Leber mehr davon aufweist. Das Stehenlassen von Leber, Niere, Milz und Fleisch im hellen Tageslicht ist unbedingt zu vermeiden, denn dadurch wird der Vitamingehalt beträchtlich verringert. Da das Vitamin B12 wie alle B-Vitamine wasserlöslich ist, sollte man das Kochwasser für Suppen, Saucen usw. verwenden.

Vitamin C (**Ascorbinsäure**)

Funktionen	Mangelerscheinungen
Allgemein	Allgemein
«Mädchen für alles». Im gesamten Stoffwechsel aktiv.	Herabgesetztes Wohlbefinden und verminderte Leistungsfähigkeit, Erschöpfung, rasche Ermüdbarkeit, besonders Frühjahrsmüdigkeit, Appetitlosigkeit.
Stoffwechsel	Stoffwechsel
Es interveniert im Gehirn- und Muskelstoffwechsel.	
Aufbau	Aufbau
Hilft beim Aufbau der Steroidhormone der Nebennierenrinde, des Stützgewebes (Kollagen) und des Knochengewebes der Haut.	
Haut	Haut
	Sehr dünn (Papierhaut). Es bilden sich lauter kleine Falten (die Haut

sieht aus wie zerknittertes Seidenpapier). Schlecht heilende Wunden. Operationswunden heilen schlecht und öffnen sich wieder (platzen).

Skelett	Skelett
	Schlecht heilende Brüche, fehlende Kallusbildung.

Blut	Blut
Vitamin C übt eine gute Wirkung auf die Zusammensetzung der Blutfette aus, hilft bei der Ausreifung der roten Blutkörperchen und fördert die Verwertung des Eisens. Es erhöht die Elastizität und Widerstandsfähigkeit der Blutgefäße (Venen).	Krampfadern, offene Beine, erhöhte Durchlässigkeit der Kapillaren (blaue Flecken, die ohne Grund entstehen), Blutungen in die Muskulatur und Schmerzen in den Gliedern. Atemnot, Herzbeschwerden. Häufiges Nasenbluten, da die Kapillargefäße brüchig werden.

Augen	Augen
Unterstützt den Sehvorgang (die Augenlinse braucht Vitamin C) und beeinflußt den Augendruck positiv (Verminderung).	Entzündungen, Linsentrübungen.

Schutz	Schutz
Vitamin C kann viele Umweltgifte und chemische Nahrungszusätze unschädlich machen, z. B. Nitrate, Nikotin, Drogen, Tabletten usw. Verstärkt den Schutz vor Allergien und wirkt als Antioxidans und Radikalfänger.	Große Empfindlichkeit auf Umweltbelastungen.

Abwehrsystem	Abwehrsystem
Es ist verantwortlich für die Aktivierung des gesamten Abwehrsystems. Es schützt den Körper vor Krebs, indem es die Synthese von Interferon unterstützt. Es erhöht die Produktion von Lymphozyten bei Antigenstimulation.	Anfälligkeit für Infektionen der Atemwege.
Magen-Darm-Trakt	Magen-Darm-Trakt
Es gewährleistet eine optimale Magen-Darm-Trakt-Funktion.	Trägheit der Magen-Darm-Funktion, Leib- und Kopfschmerzen, Verstopfung, Blähungen, Polypen im Mastdarm.
Mund	Mund
Mitverantwortlich für gesundes Zahnfleisch.	Zahnfleischblutungen, aufgeschwollenes Zahnfleisch, häufige Infektionen, Bildung von Zahntaschen, Parodontose, poröses, weiches Zahnfleisch und Zahnbein, Zahnwurzelhaut-Entzündungen.
Schwangerschaft	Schwangerschaft
Wichtig für die gesunde körperliche und geistige Entwicklung des Fötus.	Erhöhter Histaminspiegel.
Mann	Mann
Bildung intakter Spermien.	Verklumpte und verklebte Samenfäden.

Kind	Kind
Harmonisches Wachstum. Gute Zahnentwicklung und Zahnstellung.	Blutarmut und Wachstumsstörungen. Schlechte Zahnstellung, verzögerte Zahnung.

Mangelkrankheit Skorbut

Auffallende Langsamkeit, Schlaffheit, Niedergeschlagenheit, Müdigkeit, Schwäche, Unkonzentriertheit. Leberreaktionen. Blutungen von Haut, Schleimhäuten und Muskeln. Schwere Zahnfleischblutungen und Veränderungen an den Zähnen (Lockerung und Herausfallen), begleitet von Anämie. Vergrößerung der Nebennierenrinde, erhöhte Knochenbrüchigkeit, Blutungen unter der Knochenhaut. Kinder-Skorbut (Möller-Bärlowsche Krankheit). Hochdosierung für Kinder: 20 mg pro kg Körpergewicht.

Vitamin-C-Räuber

Eine Zigarette verbraucht 25 mg Vitamin C. Deshalb haben so viele Raucher ein schlechtes Zahnfleisch. Prednison (Kortison) und Butazolidin werden mit 1 g Vitamin C vom Körper besser vertragen. Ein weiterer Räuber ist die Antibabypille.

Vorkommen von Vitamin C

Acerola-Kirsche, Sanddornbeeren, schwarze Johannisbeeren, Paprika/Peperoni, neue Kartoffeln. Durch Lagerung der Früchte und Gemüse baut sich das Vitamin C rasch ab. Heute wird Vitamin C aus Traubenzucker hergestellt.

Dosierung des Vitamin C bei verschiedenen Krankheiten

Rheumatische Gelenkerkrankungen, Polyarthritis, Bechterew: täglich 15 – 20 g Vitamin C
Allergien (Heuschnupfen, Asthma, Ekzem, Nesselfieber, Pfeiffersches Drüsenfieber: 1 g Vitamin C täglich
Venenentzündung, Diskushernien, Schleimbeutelentzündung: 3mal täglich 1 g.
Hepatitis-Kranke: 400 – 600 mg Vitamin C pro kg Körpergewicht. So behandelte Hepatitis-Kranke waren nach 3 – 7 Tagen wieder gesund.
Harnblasenentzündung: Täglich 3 g Vitamin C, dauert ca. 4 Tage. Zusätzlich 4mal täglich $^1/_4$ l Preiselbeersaft trinken.

Druckgeschwüre: Täglich 0,5 – 3 g Vitamin C (Dekubitus)
Hitzebläschen: Täglich 1 g Vitamin C
Grüner Star: Mit Vitamin C läßt sich der Augendruck vermindern. Benötigt werden allerdings 3 – 4mal täglich Dosierungen von 5 – 10 g.

Interessant
Bei großer sportlicher Tätigkeit helfen hohe Vitamin-C-Gaben, den Azetonkörpergehalt schneller zu senken. Vitamin C wirkt als gutes und unschädliches wassertreibendes Mittel. Die Wirkung setzt ein, sobald der Körper mit Vitamin C gesättigt ist. – Kombiniert mit Vitamin B3, ergibt Vitamin C ein wirksames Weckmittel.

Tip
Vitamin C stillt den Heißhunger auf Süßes.

Verzögerung des Alterungsprozesses
Wer sich vorzeitig gealtert fühlt und findet, sein Gewebe sei schlaff und weich, die Haut zu faltig, dem helfen 5 g Vitamin C täglich, zusammen mit 400 mg Vitamin E und einem Multivitalstoffpräparat. Daneben eine eiweißreiche Ernährung und viel Bewegung.

Alkoholkater
1 g Vitamin C und 1 Kaffeelöffel Fruchtzucker helfen der Leber, den Alkohol rascher abzubauen. Dieselbe Mischung hilft oft auch beim Röntgenkater.

Fußschweiß
Bei starkem Fußschweiß nehme man viel Vitamin C, ca. 8 g täglich, zusammen mit 3mal 100 mg Vitamin B5.

Rezept für die Vitamin-C-Regatherapie nach Linus Pauling

Vitamin C (Ascorbinsäure)	100 mg
Bikarbonat	30 g
70 % Sorbitolsirup	200 g
Rest Wasser beifügen	600 ml

Davon täglich 4mal 1 Eßlöffel (ergibt 2,5 g Vitamin C).

Bedarf

Der tägliche Bedarf wird auf 75 mg – 12 g geschätzt (nach Prof. Linus Pauling). Das Vitamin C ist das Allerweltsvitamin für den Körper, das er in großen Mengen verbraucht, wenn er es bekommt. Er kann sich aber auch daran gewöhnen! Vorsicht bei empfindlichen Nieren und gestörtem Säure-Basenhaushalt.

Coenzym Q10 (Ubichinon)

Coenzym Q10 ist ein neu entdeckter Vitalstoff, der äußerst interessant für den Körper ist.

Funktionen	Mangelerscheinungen
Zelle	Zelle
Jede arbeitende Zelle benötigt Energie; Coenzym Q10 sorgt dafür, daß die Zelle mit Energie versorgt wird. Es sorgt für 95 % der Körperenergie, wobei es als Katalysator wirkt. Es wird in der Leber hergestellt.	Alter nimmt die Fähigkeit der Leber ab, Q10 zu bilden. Vermindert sich das Coenzym Q10 um 25 %, so erkrankt der Organismus; fällt es um 75 %, so ist der Körper nicht mehr lebensfähig. – Im Alter nimmt die Fähigkeit der Leber ab, Q10 zu bilden.
Herz	Herz
Q10 ist unerläßlich für eine normale Herzfunktion. Es reduziert Dauerschäden bei Herzanfällen und steigert die Abwehrkräfte des Herzgewebes.	Herzmuskelschwäche, Angina pectoris, Altersherz, Herzfunktionsstörung.
Immunsystem	Immunsystem
Unterstützt die Funktionen des Immunsystems.	Erhöhte Anfälligkeit auf Infektionen (Grippe) und Erkältungen.

Regeneration

Ohne Energie kann sich das Zellgewebe nicht richtig regenerieren. – Sehr gute Erfolge brachte Q10 bei Zahnfleischschwund.

Vorkommen von Coenzym Q10

Sardine, Makrele, Vollkornprodukte, Sojaöl, Rindfleisch, Nüsse.

a-Liponsäure

Die a-Liponsäure ist als Vitamin noch nicht anerkannt.

Funktion

Die a-Liponsäure hat Coenzym-Funktionen. Sie wird angewendet für Polyneuropathien des Diabetikers. Sie scheint ebenfalls eine wichtige Funktion als bindende Substanz bei Schwermetallen zu haben. Dank der a-Liponsäure kann bei Kupferüberlastung dieser besser ausgeschieden werden. Die a-Liponsäure schützt die Leber.

Vitamin B4 (Adenin)

Funktionen	Mangelerscheinungen
Stoffwechsel	Stoffwechsel
Es wirkt als Katalysator im Eiweiß-, Fett- und Kohlehydrat-Stoffwechsel. Der Körper kann anscheinend das Adenin selbst herstellen. Die Biosynthese ist allgegenwärtig.	Symptome sind nur bei Tieren festgestellt worden, weil Adenin bei Menschen noch nicht verabreicht wird. Ein Mangel an Vitamin B4 führt bei Ratten zu verkrampftem Gang, Muskelschwäche, zur Hokkerstellung. Bei Hühnern konnten später ähnliche Symptome festgestellt werden. Zugleich fanden For-

scher heraus, daß durch Aminosäuregaben diese Anzeichen verhindert werden konnten.

Wichtig
Adenin ist als Vitamin noch nicht akzeptiert.

Vitamin-B4-Mangel begünstigt folgende Krankheit
Agranulozytose (Fehlen von weißen Blutkörperchen, die Abwehrfunktionen besitzen).

Interessant
Zusammen mit Nikotinsäure behebt Adenin (intravenös verabreicht) die Giftwirkung von Alkohol.

Bedarf
Es ist noch nichts Genaues über den täglichen Bedarf bekannt.

Vorkommen von Vitamin B4
Hefe, Milchprodukte, Kalbsbries/Milken.

Vitamin B10 (**Paraminobenzoat, PABA**)

Funktionen	**Mangelerscheinungen**
Stoffwechsel	Stoffwechsel
Es unterstützt die Enzymbildung.	Müdigkeit, Blutarmut nach Sulfonamidbehandlung.
Haut	Haut
Es hilft das Hautpigment bilden und fördert die Verträglichkeit von Sonne. Es hält die Haut weich und geschmeidig und beschleunigt die Heilung bei Brandwunden.	Ekzembildung, schlecht heilende Brandwunden, erhöhte Neigung zu Sonnenbrand, eventuell Sonnenallergie.

Haare	Haare
	Graue Haare, wenn gleichzeitig Mangel an Folsäure, Biotin und Pantothensäure besteht.

Fruchtbarkeit	Fruchtbarkeit
Es fördert die Fortpflanzungsfähigkeit bei Mann und Frau.	Ein Mangel an PABA kann eine Schwangerschaft verhindern.

Wichtig
Heute wird allgemein die Abkürzung «PABA» verwendet.

PABA-Mangel begünstigt folgende Krankheiten
Rickettsien-Erkrankung, z.B. bei Fleckfieber, Tsutsugamushi-Krankheit, Kollagen-Erkrankung, Vitiligo.

Interessant
PABA ist ein Hauptwuchsstoff für Bakterien. Es erhöht die Sonnenverträglichkeit der Haut und schützt vor Sonnenbrand.

Interaktionen
PABA unterstützt die Wirkung der Folsäure. PABA ist äußerst wirksam bei rheumatischen Erkrankungen und scheint die Wirkung des Kortisons zu steigern, so daß oft kleinere Kortisonmengen genügen.

Bedarf
Der geschätzte tägliche Bedarf ist noch unbekannt. Es wird zum Teil vom Organismus synthetisiert.

Vorkommen von PABA
Nährhefe, Pilze, Weizenkeime.

Vitamin B11 (Carnitin, Vitamin BT)

Bei diesem Vitamin handelt es sich um eine Aminosäure. Es wird immer noch erforscht. Eingesetzt wird es als Therapeutikum.

Carnitin

Carnitin bzw. Vitamin BT ist ein in allen Geweben (vor allem in der quergestreiften Muskulatur) vorkommendes, von Wirbeltieren biosynthetisiertes Trimethylbetain. Das Carnitin ist am Fettsäuren-Transport, an der mitochondrialen Fettsäureoxidation, an der Transmethylierung und der Thyroxinwirkung beteiligt. Carnitin wirkt außerdem appetitanregend und gewichtsfördernd.

Therapeutische Anwendung

Carnitin wird aus Lysin und Methionin synthetisiert. Vitamin C ist hierbei zur Umsetzung äußerst wichtig. Männer benötigen L-Carnitin eher als Frauen. Bei Carnitinmangel besteht möglicherweise die Gefahr von Unfruchtbarkeit wegen mangelhafter Spermienbeweglichkeit. Carnitin reduziert den erhöhten Triglyzerid-Spiegel.

Bei Durchblutungsstörungen äußerst nützlich, z. B. bei Claudicatio intermittens («Schaufensterkrankheit»). Carnitin schützt vor Myocardinfarkt, indem es die freien Fettsäuren eliminieren hilft.

L-Carnitin-Mangel verursacht Myocardinfarkt und Nekrose. Bei Muskeldystrophien therapeutisch wirksam; hilft Fettdepots bei Fettleibigkeit mobilisieren und ist nützlich bei pathologischer Ketosis (Azetonämie).

Heute wird Carnitin als Leistungssteigerer im Sport angepriesen. Diese Wirkung darf aber angezweifelt werden.

Vitamin B13 (Orotsäure)

Funktionen	**Mangelerscheinungen**
Allgemein	Allgemein
Orotsäure erhält die körperliche und geistige Spannkraft.	Schlechter Zustand von Nägeln, Haaren und Haut. Nachlassen der körperlichen und geistigen Spannkraft. Frühes Einsetzen des Alterungsprozesses. Leberprobleme.
Verwertung	Verwertung
Sorgt für eine bessere Verwertung der aufgenommenen Nahrung.	
Nieren	Nieren
Unterstützt die Nieren bei der Harnsäure-Ausscheidung und bremst deren Bildung.	
Darmflora	Darmflora
Sichert den Bestand einer gesunden Darmflora, die wiederum für die Vitaminversorgung des Körpers wichtig ist.	
Gewebe	Gewebe
Fördert das Wachstum und die Regeneration von geschädigtem Gewebe und schützt vor Abnützzungserscheinungen.	

Leber	Leber

Von der Leber wird Orotsäure benötigt, da sie vor Fetteinlagerungen schützt und die Gallenbildung fördert.

Wichtig
Vitamin B13 ist noch nicht als Vitamin akzeptiert. Der heute gebräuchliche Name ist «Orotsäure».

Orotsäure-Mangel begünstigt folgende Krankheiten
Leberzirrhose, akute und chronische Hepatitis, Multiple Sklerose.

Gichtkranke
1,5 g Orotsäure und 2 g Vitamin C, über den Tag verteilt eingenommen, helfen den Harnsäurespiegel des Blutes senken und leeren die Harnsäuredepots im Körper. Orotsäure ist in Frankreich im Handel erhältlich.

Vorkommen von Orotsäure
Schafmilch, bis zu 300 mg pro Liter, Kuhmilch 60 – 100 mg pro Liter, Schafkäse, Hefeextrakte.

Vitamin B15 (Pangamsäure)

Funktionen	Mangelerscheinungen
Allgemein	Allgemein
	Konzentrationsschwäche, Leistungsabfall, früh einsetzender Alterungsprozeß, Frühjahrsmüdigkeit, Erschöpfungszustände.

Sauerstoffumsatz	Sauerstoffumsatz
Es erhöht die Sauerstoffzufuhr des Blutes; damit verbessert sich das Sauerstoffangebot für die Zellen.	Migräne, die durch Sauerstoffmangel ausgelöst wird.
Leber	Leber
Es unterstützt die Entgiftungsfunktion der Leber und schützt sie vor einer Verfettung.	
Stoffwechsel	Stoffwechsel
Es hilft im Eiweißstoffwechsel und steuert den Cholesterinspiegel im Blut.	
Haut	Haut
	Allergische Erscheinungen.
Nerven	Nerven
	Neuralgische Schmerzen (Migräne, Trigeminus, Ischias).
Muskeln	Muskeln
Schützt den Muskel während sportlicher Betätigung vor zu rascher Übermüdung und hilft ihm, sich schneller zu erholen (die Widerstandskraft ist um 300 % erhöht). Grund: Vitamin B15 steuert den Verbrauch des Traubenzuckers in den Zellen und verringert die Milchsäurebildung.	Rascher Muskelkater bei sportlicher Betätigung.

Schutz

Es verhindert einen zu schnell fort-
schreitenden Alterungsprozeß. Es
unterstützt das Abwehrsystem und
erhält die geistige Leistungsfähigkeit.
Es entgiftet Umweltschadstoffe.
Schützt vor schlechter Verträglichkeit
von Umweltschadstoffen wie Medikamenten und Alkohol (Alkoholka-
ter).

Schutz

Nachlassen der geistigen Konzentration. Schnell fortschreitender
Alterungsprozeß.

Wichtig
Pangamsäure ist noch nicht voll als Vitamin anerkannt.

Ein Vitamin-B15-Mangel begünstigt folgende Krankheiten
Hepatitis, Leberzirrhose, hoher Cholesterinspiegel, Fettablagerungen in den
Geweben, Herzinfarkt, Arteriosklerose, hoher Blutdruck, Zuckerkrankheit, Rau-
cherbein, Grüner Star, Schizophrenie.

Wichtige Anwendungsmöglichkeiten
Es hilft Süchtigen leichter von ihrer Sucht loskommen (Drogen, Alkohol, Medikamente). Zusammen mit Vitamin A und E hilft das Vitamin B15 Herzschmerzen
bekämpfen. Mit dem Arzt besprechen.

Bedarf
Der benötigte Tagesbedarf ist noch unbekannt. Schätzung 5 mg.

Vorkommen von Vitamin B15
Aprikosenkerne, Reiskeimlinge, Reiskleie, Hefe.

Vitamin B17 (**Laetrile**)

Wohl das umstrittenste Vitamin der Gegenwart. Es wurde als das Krebsvitamin lanciert und gleich heftig bekämpft. Vermutlich ist Krebs aber eine zu komplexe Erkrankung, als daß er durch ein Vitamin geheilt werden könnte.

Interessant

Es wird vermutet, daß Vitamin B17 die Fähigkeit besitzt, die Krebsneigung eines Körpers zu kontrollieren und vorbeugend zu schützen. Ein Mangel an Vitamin B17 soll die Krebsabwehr schwächen.

Vorkommen von Vitamin B17

In Kernen von Äpfeln, Pfirsichen, Nektarinen und Pflaumen. Man halte sich aber eher an Mandeln, die auch Spuren von Vitamin B17 enthalten. In Deutschland soll ein Produkt mit Vitamin B17 im Handel sein.

Vitamin-P-Gruppe (**Bioflavonoide**)

Funktionen	Mangelerscheinungen
Mund	Mund
Gesundes Zahnfleisch.	Blutendes Zahnfleisch.
Gefäße	Gefäße
Die Bioflavonoide setzen die Permeabilität der Gefäße herab.	Brüchige Kapillargefäße (ohne Grund blaue Flecken). Erweiterte Kapillargefäße, Besenreiser.
Enzyme	Enzyme
Sie hemmen das Enzym Hyaluronidase und bekämpfen Entzündungen.	Häufige Sportverletzungen mit schlechtem Heilungsverlauf.

Schutz	Schutz
Bioflavonoide verhindern Überempfindlichkeit und Allergien. Sie steigern die Wirksamkeit von Vitamin C und hemmen die oxidative Zerstörung von Adrenalin und verwandten Substanzen.	Allergien.

Wichtig
Der Begriff «Bioflavonoide» bürgert sich immer mehr ein. Unter diese Gruppe fallen Citrin, Rutin, Hesperidin, Quercetin.

Mangel an Bioflavonoiden begünstigt folgende Krankheiten
Krampfadern, Venenentzündung, Cellulite, Blinddarmzirrhose.

Interessant
Bei Sport- und allgemeinen Verletzungen beschleunigen die Bioflavonoiden die Heilung von Muskelzerrungen, Hautabschürfungen, Gelenkverletzungen usw.

Bedarf
Der Tagesbedarf wird auf 50 mg geschätzt.

Vorkommen von Bioflavonoiden
Buchweizen, Zitrusfrüchte, Paprika, schwarze Johannisbeeren.

Inosit (Meso-Inosit)

Funktionen	Mangelerscheinungen
Stoffwechsel/Leber	Stoffwechsel/Leber
Es reguliert den Fettstoffwechsel und wird für den Abbau des Cholesterins benötigt. Es unterstützt den	Störungen des Leberstoffwechsels, Lebervergiftung.

Stoffwechsel der Mitochondrien und
den Leberstoffwechsel.

Muskulatur	Muskulatur
Funktion der Muskulatur, z. B. Herz-muskeln.	

Nerven	Nerven
Es stimuliert sie.	

Magen-Darm-Trakt	Magen-Darm-Trakt
Notwendig für die Peristaltik (Beweglichkeit) des Darms.	Verstopfung, schlechte Verträglich-keit der Nahrung, schlechter Appe-tit, Blähungen, Bauchbeschwerden.

Haut	Haut
	Ekzeme, Veränderungen im Augen-bereich.

Haare	Haare
Wichtig für das Wachstum der Haare und die Dichte des Haar-wuchses.	Haarausfall, vor allem kreisrunder Haarausfall, Glatzenbildung.

Fruchtbarkeit	Fruchtbarkeit
Es ist mitverantwortlich für die Fort-pflanzung und erhöht die Stillfähig-keit. Inosit fördert die Verwertung von Vitamin E.	Schlechte Empfängnis, gestörte Stillfähigkeit.

Inosit-Mangel begünstigt folgende Krankheiten
Erhöhter Cholesterinspiegel, Arteriosklerose.

Bedarf
Der tägliche Bedarf wird auf 3 – 5 g geschätzt.

Vorkommen von Inosit
Hefe, Leber, Weizenkeime, Orangen, schwarze Melasse.

Cholin

Funktionen	Mangelerscheinungen
Stoffwechsel	Stoffwechsel
Es ist beteiligt am Umbauprozeß und Abbau in Kohlehydrate. Es ist notwendig für die Bildung von Lecithin, sorgt für den Abbau der gesättigten Fette und des überschüssigen Cholesterins und hält es flüssig. Es reguliert den Blutdruck.	
Kind	Kind
	Chronische Nierenentzündung.
Zellen	Zellen
Cholin ist nötig für die Herstellung der Nukleinsäure im Zellkern.	
Schutz	Schutz
Während der Schwangerschaft schützt es die Nieren der Mutter und des Fötus, später jene des heranwachsenden Kindes.	

Leber	Leber
Sie benötigt Cholin, um die bei der Biosynthese entstehenden Fettsäuren in Lecithin umzuwandeln und abzutransportieren; andernfalls lagern sie sich als Triglyzeride in der Leber ab. Man vermutet, daß Cholin die Eigenschaft besitzt, die Leber vor Krebs zu schützen. Es hilft der Leber, toxische Substanzen unschädlich zu machen.	Es bildet sich eine Fettleber; die Leber kann das Blut nur noch schlecht entgiften. Stark erhöhter Cholesterinspiegel.

Wichtig
Es ist noch strittig, ob Cholin den Vitaminen zuzurechnen ist.

Cholin-Mangel begünstigt folgende Krankheiten
Störungen des Fettstoffwechsels, Leberstörungen, Leberzirrhose, Leberkrebs, muskuläre Dystrophie bis zu schwerer Muskelschwäche, Arteriosklerose, Magengeschwüre, Alkoholikerleber.

Bedarf
Der tägliche Bedarf wird auf 3 – 5 g geschätzt, je nach Menge der konsumierten gesättigten Fettsäuren.

Vorkommen von Cholin
Eidotter, Hülsenfrüchte (Sojabohnen, weiße Bohnen usw.).

Mineralsalze und Spurenelemente

Weitere lebenswichtige Bestandteile in unserer Ernährung sind die Mineralsalze und Spurenelemente. Ohne diese Elemente wäre menschliches, tierisches und pflanzliches Leben undenkbar. Während die Mineralsalze schon recht gut bekannt sind, ist man in der Erforschung der Spurenelemente leider noch nicht sehr weit. Leider, sage ich mit Nachdruck, denn in unseren heutigen, denaturierten Lebensmitteln herrscht großer Mangel an Spurenelementen, die wir so dringend brauchen. Ich möchte zu diesem Forschungsdefizit Dr. Felix Kieffer, Ernährungswissenschafter in Bern, zitieren: «Neue Ergebnisse der Spurenelementforschung werden von den nationalen Gesetzgebungen mit großer Verzögerung berücksichtigt. Infolge mangelnden Verständnisses und ungenügender Kompetenz der zuständigen Behörden ist es im übrigen noch nie vorgekommen, daß ein neues technisches Raffinationsverfahren verboten worden wäre, hingegen ist es gewöhnlich untersagt, bei der Raffination entfernte lebensnotwendige Spurenstoffe wieder hinzuzufügen. Aus diesem Grunde gilt im Volk der falsche Glaube, was nicht erlaubt ist, könne auch nicht gut sein. Infolge der weitverbreiteten Angst vor der Chemie wird sich daran so rasch auch nichts ändern.

Ich meine, es sei an der Zeit umzudenken. Mit der heute modern gewordenen Abneigung gegen Chemie verschließen wir uns leider auch ihren segensreichen Errungenschaften und Möglichkeiten. Sie ist nämlich in der Lage, verlorengegangene lebensnotwendige Stoffe in unserer Ernährung wieder zu beschaffen.»

Nach Dr. Kieffer liegt die Tragik unserer Ernährungssituation darin, daß die Gesetze und Vorschriften für viele Produktionsverfahren und Produkte in einer Epoche festgeschrieben wurden, in der das Wissen über die lebensnotwendigen Spurenelemente noch sehr rudimentär war. Die Folge davon ist, daß die Versorgung der Menschen mit ausreichenden Mengen an Spurenelementen nicht mehr ohne weiteres gewährleistet ist. Der Energieverbrauch der Menschen ist stark gesunken und damit auch die Nahrungszufuhr. Weil zusätzlich der Anteil an spurenelementarmen Lebensmitteln im Angebot ständig steigt, geht der Mineralstoffkonsum unweigerlich zurück. Bekanntlich wird man nur durch Schaden klug. Er kostet Milliarden und bringt uns Krankheit und Siechtum. Für die Einsicht auf diesem Gebiet scheinen alle Türen verschlossen zu sein. Das muß sich ändern. Es gibt nämlich bereits genügend anwendbare Kenntnisse, jedoch nicht genügend Zuhörer beziehungsweise Leser, die solche Kenntnisse in die Praxis umsetzen.

Der eindringliche Mahnruf eines Fachmannes wie Dr. Kieffer soll bei den Lesern den Wunsch wecken, genügend Mineralsalze und Spurenelemente zu sich zu nehmen. Beide haben die gute Eigenschaft, daß sie unser Körper ohne Schwierigkeiten resorbieren kann. Sie dürfen jedoch nicht maßlos geschluckt werden, weil der Körper Überschüsse in den Geweben und Organen ablagert.

Magnesium

Funktionen	**Mangelerscheinungen**
Stoffwechsel	Stoffwechsel
Magnesium aktiviert nahezu alle Enzyme, verhindert die Oxidation der Fettsäuren und beeinflußt den Cholesterinspiegel günstig. Im Kohlehydratstoffwechsel wirkt es als Biokatalysator. Es dient als Schleppersubstanz für Aminosäure, die nur an Magnesium gebunden in Zellmembranen passieren können. Dies ermöglicht die Enzymbildung in der Bauchspeicheldrüse.	Plötzlich auftretende Ermüdung. Erhöhter Cholesterinspiegel. Höhere Schmerzbereitschaft nach Operationen. Tendenz zu Sofort-Allergien.

Nerven	Nerven
Es befähigt die Nerven, Befehle an die Muskeln zu übertragen. Es schützt die Nerven und damit die ganze Person vor Überreizung.	Reizbarkeit, Gespanntheit, Überempfindlichkeit für Lärm (bis zum Schmerzempfinden), Übererregbarkeit , Furchtsamkeit, Streitsucht, innerliches Vibrieren (Zittern), Schlaflosigkeit. Was volkstümlich als Nervenschwäche bezeichnet wird, ist meist auf Magnesiummangel zurückzuführen. Die Elektroenzephalogramme können verändert sein.
Muskulatur	Muskulatur
Magnesium ermöglicht uns, die Muskeln zu betätigen.	Zucken oder Zittern der Arme und Beine, Muskelschwäche. Schwere, äußerst schmerzhafte Krämpfe, beginnend in Füßen und Händen, die sich zusammenziehen, sobald man sich ausruhen will. Der Magnesiummangel-Krampf kann sich auf die ganze Muskulatur ausdehnen, so daß sich ein Mensch in eine Art Fötusstellung zusammenzieht. Calciumablagerungen in den Muskeln, Elektromyogramme verlaufen abnorm, Bettnässen (Blasenschließmuskelschwäche), Krämpfe der Nackenmuskulatur.
Herz	Herz
Es unterstützt die Herztätigkeit und schützt vor Herzinfarkt.	Unregelmäßiger Puls, abnormales Elektrokardiogramm, Verkalkungen

	im Herzmuskel und in den Arterien (letzteres im Zusammenhang mit Vitamin E), Herzmuskelschädigungen nach Infektionskrankheiten, mit Schmerzen im linken Arm verbundenes Herzstechen (Arztbesuch nicht länger hinausschieben).
Leber	**Leber**
Es ist mitverantwortlich für die Glykogenbildung in der Leber.	Bereits Blutzuckerabfall, wenn eine Mahlzeit übersprungen wird.
Nieren	**Nieren**
	Bildung von Nierengrieß und Calcium-Nierensteinen.
Blut	**Blut**
Magnesium spielt bei der Blutgerinnung eine Rolle und stabilisiert die Thrombozyten. Damit wirkt es als körpereigener Schutzfaktor vor Thrombosen und Embolien. Es beugt auch der erhöhten Blutgerinnung nach fettreichen Mahlzeiten vor.	
Psyche	**Psyche**
Genügend Magnesium reguliert die normalen psychischen Abläufe.	Wahnvorstellungen bis zu Delirium tremens oder Persönlichkeitsveränderungen. Psychosomatische Erkrankungen. Depressionen.
Kopf	**Kopf**
Entspannte Kopfmuskulatur	Schmerz, der sich wie ein Ring um den Kopf legt und ein sehr starkes

Druckgefühl erzeugt. Der Kopf droht zu platzen oder es entsteht ein Gefühl, als ob die Kopfhaut aufgezwirbelt wird. Konzentrationsschwäche, Verwirrtheit, gestörte Orientierung.

Schwangerschaft	Schwangerschaft
Unerläßlich für den normalen Ablauf einer Schwangerschaft.	Wilde Wehen bei Frauen. Im Tierversuch weisen die Nachkommen Mißbildungen auf, wenn Magnesium vorenthalten wurde.

Abwehrsystem	Abwehrsystem
Es unterstützt die körpereigene Abwehr.	

Knochen	Knochen
Es ist notwendig für den Aufbau der Knochen.	

Durchblutung	Durchblutung
Es fördert die Durchblutung der Kapillargefäße.	Kribbeln in Armen und Beinen.

Magnesiummangel begünstigt folgende Krankheiten
Herzinfarkt, Herzstillstand, Bauchspeicheldrüsen-Entzündung, Epilepsie, Schwangerschaftskrämpfe, Arteriosklerose, Angina Pectoris, Calcium-Nierensteine.

Erhöhter Bedarf
Bei Schwangerschaft und in der Stillzeit. Bei psychischer und körperlicher Überbelastung. Bei Wetterfühligkeit.

Interessant
Vitamin D verbessert die Resorption von Magnesium, steigert aber zugleich seine Ausscheidung. Eine Tatsache, die für die Nieren im Zusammenhang mit Calcium-Nierensteinen wichtig zu sein scheint.

Aufschlußreicher Tierversuch
Bei den Katzen beeinflußt Magnesium die Mutterliebe! Eine Mutterkatze mit Magnesiummangel zeigte an ihren Jungen kein Interesse. Sobald ihrer Nahrung Magnesium zugefügt wurde, wurde sie wieder normal und wandte sich ihrem Nachwuchs zu. Sollte eventuell ein Magnesiummangel mitverantwortlich sein für die steigende Lieblosigkeit und das Desinteresse der heutigen Zeit?

Tips
Zur Beruhigung
Magnesium ist ein natürliches Beruhigungsmittel. Wenn Sie sich gereizt fühlen, nehmen Sie täglich Magnesiumtabletten.

Für ältere Menschen
Bei Händezittern kann Ihnen vielleicht dieser Tip etwas Erleichterung bringen: Täglich ca. 300 mg Magnesium und 40 mg Vitamin B6.

Für Sportler
Bei erhöhtem Eiweißkonsum benötigt der Körper mehr Magnesium und Vitamin B6, damit er das Eiweiß richtig verwerten kann. Rund 300 mg Magnesium und 40 mg Vitamin B6.

Antistreß-Mineral
Magnesium könnte man als Antistreß-Mineral bezeichnen. Es sorgt dafür, daß der Körper auch unter Belastung normal funktioniert.

Zu beachten
Magnesium kann nur resorbiert werden, wenn genügend Vitamin B6 vorhanden ist.

Magnesium-Räuber

Schwerer Blutverlust, schwerer Durchfall, Einnahme von wassertreibenden Mitteln, Antibiotika, starker Alkoholgenuß, einseitige Ernährung (viel weißer Zucker, Weißmehl, Fett).

Wichtig für Herzpatienten

Unbedingt die tägliche Versorgung mit Magnesium und Vitamin E im Auge behalten und die Magnesium-Räuber vermeiden.

Nierensteinpatienten

Für sie ist die tägliche Magnesium- und Vitamin-B6-Versorgung sehr wichtig. Sehr viel trinken.

Vorsicht

Magnesium kann auch zuviel eingenommen werden. Zum Beispiel durch magnesiumhaltige Abführmittel und Arzneien gegen Magenübersäuerung. Zuviel Magnesium im Blutspiegel bewirkt Muskelschwäche, abgeschwächte Reflexe, Hypotonie, Lustlosigkeit, Schwerfälligkeit, Schläfrigkeit, Koordinationsstörungen, Sprachschwierigkeiten, verlangsamten Herzschlag, Erbrechen, Übelkeit. Bei diesen Symptomen Calcium und Vitamin B6 einnehmen.

Bedarf

Bei einer hochzivilisierten Lebensweise ist Magnesium wohl eines der wichtigsten Minerale. Der Körper benötigt je nach Lebensweise 200 – 400 mg, ältere Menschen 500 mg täglich. Der Bedarf hängt vom Konsum an Calcium und Phosphor ab; je mehr man von diesen Elementen zu sich nimmt, desto mehr Magnesium wird benötigt.

Vorkommen von Magnesium

Kichererbsen, Nüsse, schwarze Melasse, Vollkornbrot, Gemüse.

Calcium

Funktionen	**Mangelerscheinungen**
Allgemein	Allgemein
Calcium spielt im gesamten Stoffwechsel eine wichtige Rolle.	Luftschlucken bei schnellem Sprechen und bei hastigem Essen. Müdigkeit. Schwäche.
Knochen	Knochen
Hilft beim Aufbau der Knochen und ist verantwortlich für ihre Stabilität. Calcium ist ein wichtiger Faktor für die Bildung der Kittsubstanz.	Spontanfrakturen. Knochenabbau.
Zähne	Zähne
Verantwortlich für die Bildung des Zahnbeins und des Zahnschmelzes.	Schlechte Qualität des Zahnbeins.
Nerven	Nerven
Es ist an der Übertragung der Nervenimpulse beteiligt und unterstützt die Funktion der Nervenknoten.	Nervöse Spannungen, Unfähigkeit, sich zu entspannen, schlechte Laune, Ermüdbarkeit, Reizbarkeit, Unbeständigkeit, Schlaflosigkeit.
Herz	Herz
Notwendig für einen gleichmäßigen Herzschlag.	Herzrasen in Ruhestellung.
Zellen	Zellen
Beeinflußt die Durchlässigkeit der Zellwände und wird für den Aufbau der Nukleinsäuren benötigt.	Sonnenallergie. Juckreiz der Haut.

Blut	Blut
Es spielt bei der Blutgerinnung eine Rolle und beschleunigt Wundheilung.	Schlechte Wundheilung (bei gleichzeitigem Vitamin-C-Mangel).
Muskulatur	Muskulatur
Calcium dient zur Aufrechterhaltung des Spannungszustandes der Muskeln und stärkt sie bei übermäßiger Müdigkeit.	Gesteigerte Reizbarkeit der Muskeln (Bewegungsdrang). Ruhelose, zappelige Beine. Es entstehen Krämpfe während körperlicher Tätigkeit, Wadenkrämpfe während des Schlafs und Krämpfe des Dickdarms.
Hormone	Hormone
Es unterstützt die Hormonproduktion der Nebennieren. Die Sexualhormone helfen ihrerseits die Calcium-Resorption verbessern, die von den Nebenschilddrüsen gesteuert wird.	*Bei der Frau* Eventuell Menstruationskrämpfe und Kopfschmerzen während der Periode.

Calcium-Mangel begünstigt folgende Krankheiten
Allergien, Osteoporose, Arthrose, Parodontose, Osteomalazie.

Interessant
Bei Mädchen steigt der Bedarf an Calcium vor der Menstruation, was zu gesteigerter nervöser Reizbarkeit führt. Während der Wechseljahre sowie im Alter steigt der Calciumbedarf ebenfalls.

Calcium-Räuber
Zuviel Süßigkeiten (konzentrierte Kohlehydrate wie weißer Zucker, Weißmehl) unterbinden die Calcium-Aufnahme. Die säurehaltigen Stoffwechselrückstände dieser Kohlehydrate verbinden sich mit dem Calcium und bilden neu

trale Salze. Diese Salzkristalle lagern sich im Körper ab und bilden Verkalkungen (gemäß Erfahrungen von Reformern und Heilpraktikern).

Wichtig

Calcium sollten Sie nur zusammen mit Vitamin D und C und dem Mineral Magnesium einnehmen. Tabletten mit Vitamin D und C sind im Handel erhältlich.

Tips

Bei Schlaflosigkeit
Leiden Sie unter Einschlafschwierigkeiten, kann Ihnen ein Glas Milch mit einer Calciumtablette helfen.

Bei Schmerzen
Starke Schmerzen können durch Calciumtabletten gelindert werden.

Vorsicht

Schlucken Sie nicht unkontrolliert Calcium. Wenn der Calcium-Stoffwechsel gestört ist, wird der Überschuß an Calcium in den Organen, Geweben und entlang des Skelettes abgelagert, ein Umstand, den Sie mit vermehrten Schmerzen büßen müssen. Zuviel Calcium im Blut führt zu Teilnahmslosigkeit und zu einem Dämmerzustand; die Reflexe der Nerven und Muskeln sind herabgesetzt.

Bedarf

Der tägliche Bedarf wird auf 1,2 g geschätzt. Diese Schätzung ist aber schlecht nachzuprüfen, denn das Skelett dient als Calcium-Depot, von dem sich der Körper je nach Bedarf selbst bedient. Die Aufnahme von Calcium ist davon abhängig, ob genügend Vitamin D und C vorhanden ist. Milchzucker erleichtert die Calcium-Resorption ebenfalls.

Vorkommen von Calcium

Hauptquellen sind Milch und Milchprodukte, Kohlrabi, schwarze Melasse.

Phosphor

Funktionen	**Mangelerscheinungen**
Knochen und Zähne	Knochen und Zähne
Phosphor sorgt, an Calcium gebunden, für den Aufbau der Knochen und Zähne.	
Zellen	Zellen
Als Baustein der Zellen und ihrer Struktur und als Transportmittel von Substanzen durch die Zellmembranen. Als Baustein der Nukleinsäuren, wobei Phosphor als Träger und Vermittler genetischer Informationen dient.	
Stoffwechsel	Stoffwechsel
Phosphor unterstützt die Funktion des intermediären Stoffwechsels, der zwischen der Ausgangs- und der Endstufe von Assimilation und Dissimilation liegt (Aufnahme und Abbau von Nahrungsmitteln). Er wird benötigt zur Energiegewinnung und -verwertung.	
Allgemein	Allgemein
	Es sind keine bekannt. Das Problem ist hier eher der Überschuß, weil die heutige Ernährung zuviel Phosphate enthält, bedingt durch die Fertig-

produkte wie Aufschnitt, Würste, Schmelzkäse, Cremen, Puddings, Cola-Getränke.

Wichtig

Phosphor und Calcium müssen sich in einem Gleichgewicht befinden. Es sollte ungefähr 1,3 : 1,5 sein. Zuviel Phosphor verhindert die Calcium-Resorption. Das Phosphor verbindet sich dann mit dem Calcium, das sich im Blut befindet, und wird als Calciumphosphat ausgeschieden. Der Körper reichert das Blut mit dem Calcium aus dem Skelett an. Dieser Vorgang kann zu Osteoporose und Arthrose führen. Er kann möglicherwiese auch Gefäßerkrankungen fördern und Verkalkungen in Nieren und Weichteilen hervorrufen. Falls Ihr Körper solche Schädigungen aufweist, verzichten Sie auf Fertigprodukte und Cola-Getränke.

Bedarf

Die benötigte tägliche Menge wird auf 1,5 – 2 g geschätzt.

Vorkommen von Phosphor

Leber, Hefe, Lecithin, Weizenkeime.

Kalium

Funktionen	Mangelerscheinungen
Allgemein	Allgemein
Steuert die Körpersäfte. Puffer des pH-Wertes.	Müdigkeit, Erschöpfung, Blutzuckerabfall, Schlaflosigkeit, Muskelschwäche.
Nerven	Nerven
Hilft bei der Vermittlung von Nervenimpulsen.	Am Hals beginnende Lähmungen.

Stoffwechsel	Stoffwechsel
Aktiviert viele Enzymsysteme. Hilft mit, Zucker (Glukose) in Energie umzuwandeln oder Glykogen zu speichern.	
Magen-Darm-Trakt	Magen-Darm-Trakt
	Appetitverlust, Blähungen, Verstopfung, Störungen der Darmkontraktionen.
Zellen	Zellen
Kalium befindet sich in jeder Körperzelle. Um es in der Zelle zu fixieren, braucht es Magnesium. Bei jeder Zellarbeit wird Kalium durch die Zellmembran gegen Natrium aus der Umgebung ausgetauscht. Es bestimmt die Quellung und den Druck innerhalb der Zelle.	
Herz	Herz
Kalium unterstützt eine regelmäßige Herztätigkeit.	Herzrhythmusstörungen, verlangsamter und unregelmäßiger Puls, EKG-Veränderungen, Krämpfe, Herzschädigungen. Mangel von Kalium im Herzmuskel kann zu Herzstillstand führen.

Wichtig
Auffallend ist, daß nach Operationen ein plötzlicher Kalium-Mangel auftreten kann, der sich mit Lähmungen der Darm- und Blasentätigkeit äußert.

Kalium-Mangel begünstigt folgende Krankheiten
Herzerkrankungen, Herzinfarkt.

Kalium-Räuber
Medikamente wie Kortison-ACTH-Hormon, harntreibende Mittel, Abführmittel. Starker Alkohol- und Medikamentenkonsum, übermäßiges Kaffeetrinken. Ein Kalium-Mangel entsteht durch Erbrechen, Durchfall, übermäßige Salzzufuhr.

Interessant
Kalium wird auch bei schwerer Verarmung des Organismus noch ausgeschieden. Zusammen mit Chlor halten Kalium und Natrium die Körperflüssigkeiten beinahe neutral. Sie bestimmen den Wassergehalt des Gewebes, transportieren Nährstoffe vom Darm ins Blut und aus dem Blut in die Zellen. Sie regulieren den osmotischen Druck und sind Bestandteile der Drüsensekretion. Kalium befindet sich im Gleichgewicht mit Natrium: Das Verhältnis 1:1 ist ideal.

Vorsicht
Eine zu hohe Kaliumzufuhr bewirkt Muskelkrämpfe, die zu einer Herzblockade führen können.

Bedarf
Der tägliche Bedarf ist unbestimmt, er hängt von der Kochsalzzufuhr ab.

Vorkommen von Kalium
Ganzes Korn, alle Früchten und Gemüse, am meisten enthalten gedörrte Aprikosen und Bananen.

Natrium und Chlor

(im Zusammenhang mit Kalium; siehe vorangehende Seiten)

Funktionen	**Mangelerscheinungen**
Blutstoffwechsel	Blutstoffwechsel
Natrium und Chlor sind verantwortlich für den osmotischen Druck der Flüssigkeiten außerhalb der Zellen. Das Chlorid spielt beim Kohlendioxid der roten Blutkörperchen eine wichtige Rolle. Kochsalz regt den Speichelfluß an und erhöht die Amylasentätigkeit (die kohlehydratverdauende Kraft des Speichels).	Bei normaler Lebensführung ist ein Mangel selten, weil der Bedarf durch Kochsalz gedeckt wird. Mangelerscheinungen treten durch starkes Schwitzen bei heißem Wetter auf (etwa bei intensiver sportlicher Betätigung im Sommer). Ein Mangel kann auch durch langes Erbrechen und schweren Durchfall entstehen. Symptome von Salzverlust: leichte Apathie, Mattigkeit, Schlaffheit, Verwirrtheit, Krämpfe der Muskeln, Erschöpfung, Hitzschlag. Ein Sonnenstich kann Folge von Salzverlust sein. Wenn diese Symptome auftreten, hilft ein Glas Wasser mit Salztabletten.
Magen	Magen
Sie spielen eine Rolle bei der Magensaftsekretion. Das Natrium aktiviert das Enzym «Amylase» der Verdauungssäfte.	Salzsäuremangel des Magensaftes.

Tips

Bei niedrigem Blutdruck
Trinken Sie ab und zu rote Betensaft/Randensaft mit etwas Meersalz und essen Sie eiweißreich. Das hilft Ihnen, den Blutdruck zu stabilisieren.

Bei hohem Blutdruck
Achten Sie darauf, daß Sie den Salzgehalt Ihrer Speisen drosseln. Man vermutet, daß zuviel Kochsalz und hoher Blutdruck eng zusammenhängen.

Vorsicht
Kochsalzüberschuß führt zu Ödemen, Kopfschmerzen, Fieber, Hautentzündungen, Haarausfall und rheumatischen Schmerzen. Die beiden Stoffe kommen durch das Kochsalz in den Körper (NaCl: Natriumchlorid). Die Zufuhr von Kochsalz ist heute eher zu hoch als zu niedrig. Die Stoffe sind aber wichtig für den Wasserhaushalt des Körpers.

Eisen

Funktionen	Mangelerscheinungen
Blut	Blut
Trägt bei zur Bildung des Hämoglobins in den roten Blutkörperchen. Damit wird die Sauerstoffversorgung des Körpers sichergestellt.	Starke Müdigkeit, blasse bis gräuliche Gesichtsfarbe (Bleichsucht). Eisenmangel in den roten Blutkörperchen.
Enzyme	Enzyme
Wichtiger Baustein für viele Enzyme.	
Atmung	Atmung
Es ist für das richtige Funktionieren der Atmung verantwortlich.	Atemnot bei Anstrengungen, Herzklopfen, Kopfschmerzen.
Muskeln	Muskeln
Es hilft Myoglobin (roten Muskelfarbstoff) bilden.	Manchmal entstehen Schmerzen beim Schlucken und ein Brennen hinter dem Brustbein.

Nägel	Nägel
Schöne, elastische Nägel.	Brüchige Fingernägel mit der Tendenz, daß der Nagel nach außen wächst und Eindellungen aufweist.

Mund	Mund
Gut ausgebildete Lippenlamellen	Die Lippen werden glatt und die Zunge verliert die Papillen.

Haare	Haare
	Es entsteht Haarausfall, oder die Haare ergrauen frühzeitig. Spröde, brüchige Haare.

Interessant

Eisen wird besser aufgenommen, wenn der Körper über genügend Zink und Mangan verfügt. Durch Vitamin C kann diese Aufnahme verbessert werden. Kinder mit Eisenmangel haben das Bedürfnis, Fingernägel oder harte Gegenstände zu kauen.

Mangelerscheinungen scheinen hauptsächlich bei Frauen und Kindern aufzutreten; sie neigen zu Eisenmangel-Anämie (Erkrankung durch Verminderung des Hämoglobins und der roten Blutkörperchen). Solche Patienten müssen darauf achten, daß ihre Ernährung gleichzeitig reich an Eiweiß und Vitamin C ist. Der Körper kann in der Leber und im Knochenmark Eisendepots bilden. Dadurch dauert es oft lange, bis eine Eisenmangel-Anämie erkannt wird. Nach schweren Blutverlusten bei Operationen oder Unfällen kann der Eisenhaushalt zusammenbrechen. Auch fleißige Blutspender sollten ihre Eisenversorgung im Auge behalten.

Vorsicht

Eisen, in Form von Tabletten eingenommen, kann das Vitamin E zerstören. Personen, die beides einnehmen müssen, sollten einen Zeitabstand von mindestens 8 Stunden einhalten.

Unter einer Eisenmangel-Anämie leidende Personen sollten auf Schwarztee verzichten; das Tannin des Tees hemmt die Eisenresorption. Nicht übermäßig viel Eisen schlucken, wenn eine Anämie nicht gleich darauf anspricht. Der Grund der Anämie könnte auch bei Mangel an Vitamin B12, Folsäure, Vitamin B6 oder Vitamin E entstehen. Blut vom Arzt auf Eisenmangel kontrollieren lassen. Zuviel geschlucktes Eisen kann sich in den Geweben ablagern. Es braucht aber eine lange Einnahmedauer und hohe Dosierungen, um einen Eisenmangel auszugleichen. Im Dünndarm werden nur 7 – 10 % des gesamten Eisens aus der Nahrung aufgenommen. Somit braucht es mindestens 100 mg Eisen, um einen Bedarf von 10 mg zu decken. Der Überschuß wird im Stuhl ausgeschieden.

Zuviel Eisen
Müdigkeit, Appetitverlust, Arthritis, Depressionen als Primärsymptome. Verlust der Libido. Ablagerung in der Gehirnrinde führt zu parkinsonähnlichem Zittern der Hände.

Eisenmangel begünstigt folgende Krankheit
Bauchspeicheldrüsen-Entzündung.

Bedarf
Wieviel Eisen unser Körper täglich benötigt, ist nicht genau bekannt. Die Angaben schwanken zwischen 10 und 45 mg. Erwiesen ist, daß Frauen während der Schwangerschaft und Stillzeit einen höheren Eisenbedarf haben. Fest steht ebenfalls, daß die Mehrheit der Frauen einen Mangel an Eisen aufweisen.

Vorkommen von Eisen
Ganzes Korn, schwarze Melasse, Aprikosen, Nieren. Eisen aus Gemüse ist schlecht oder überhaupt nicht resorbierbar, weil es in Form von unlöslichen Salzen vorhanden ist.

Schwefel

Schwefel kommt in der Natur reichlich vor. Man findet ihn in vielen Zellen, weil er ein Bestandteil von bestimmten Aminosäuren ist. Aminosäuren sind die Bausteine von Eiweiß.

Funktionen	**Mangelerscheinungen**
Hormone	Hormone
Schwefel ist ein wichtiger Bestandteil bei der Bildung von Hormonen, z. B. Insulin und anderen.	
Aufbau	Aufbau
Er ist zwingend notwendig zur Bildung des Keratins, das zu schöner Haut und gesunden Nägeln und Haaren verhilft.	Schwefel tritt mehr in Form der schwefelhaltigen Aminosäuren auf, die bei schwerem Mangel wachstumshemmend wirken können, was sich zuerst auf Haare und Nägel auswirkt.
Enzyme/Haut	Enzyme/Haut
Schwefel spielt auch bei der Enzymbildung eine Rolle, die der Entgiftung dient.	Eine Dermatitis (Hautentzündung) wird oft erfolgreich durch eine äußerliche Behandlung mit Schwefel geheilt. Eine schlechte Entgiftung kann Hautentzündungen hervorrufen.

Vorkommen von Schwefel

In eiweißhaltigen Lebensmitteln und geschwefelten Dörrfrüchten.

Jod

Funktionen	**Mangelerscheinungen**
Schilddrüse	Schilddrüse
Jod ist verantwortlich für das Funktionieren der Schilddrüse, damit sie Thyroxin, ein jodhaltiges Hormon, liefern kann.	Kropfbildung oder vergrößerte Schilddrüse; Unterfunktion der Schilddrüse, die sich wie folgt äußert: Müdigkeit, Lustlosigkeit, Kältegefühl, Potenzverlust, Herzschlagverlangsamung, niedriger Blutdruck, Tendenz zur Gewichtszunahme trotz geringer Kalorienzufuhr.
Beim Kind	Beim Kind
	Jodmangel während der Schwangerschaft kann beim Kind zu Kretinismus (Schwachsinn durch Versagen der Schilddrüsenfunktion) führen und Entwicklungsstörungen verursachen (z. B. Myxödem).

Schilddrüsen-Funktions-Test
Eine morgendliche Körpertemperatur (unter den Achseln gemessen) von 36 Grad Celsius deutet auf Schilddrüsen-Unterfunktion hin. Symptome: Kalte Hände und Füße, niedriger Puls, depressive Stimmung, Mangel an Energie, Trägheit, verlangsamtes Denken, trockene, dicke Haut mit Haarausfall, dicke, brüchige Nägel. Trotz strikter Diät keine Gewichtsabnahme. Verstopfung.

Jodmangel begünstigt folgende Krankheiten
Schilddrüsenkrebs (bei leichtem Jodmangel), Blutdruck- und Herzkrankheiten.

Interessant
Während des Wachstums, der Schwangerschaft, der Stillzeit und der Wechseljahre ist der Jodbedarf stark erhöht.

Wichtig
Damit die Schilddrüse Jod aufnehmen kann, braucht sie genügend Vitamin E.

Bedarf
Der benötigte Tagesbedarf ist unbekannt.

Vorkommen von Jod
In der Schweiz und in Österreich im jodierten Salz. Achten Sie darauf, daß Sie dieses Salz verwenden. In Algentabletten, Meersalz, Meerestieren.

Chrom

Funktionen	**Mangelerscheinungen**
Stoffwechsel	Stoffwechsel
Das Chrom bildet den Glukose-Toleranz-Faktor (GTF). Ohne GTF ist Insulin unwirksam. Er kann aber Insulin nicht ersetzen. Chrom spielt beim Glukosetransport (Traubenzucker) durch die Zellmembranen eine Rolle.	Unverträglichkeit von zuckerhaltigen Speisen, Alters-Diabetes.
Blutbahnen	Blutbahnen
Man vermutet einen engen Zusammenhang zwischen Chrom und gesunden Blutgefäßen.	Arteriosklerotische Gefäßerkrankungen.
Augen	Augen
Für das Funktionieren der Hornhaut und der Linse.	Trübung der Hornhaut und der Linse.

Fettstoffwechsel	Fettstoffwechsel
Es wird vermutet, daß Chrom den Cholesterinspiegel steuern hilft und daß ein Zusammenhang mit Fettsucht besteht.	

Kind	Kind
Benötigt Chrom für das Wachstum.	Wachstumsstörungen.

Chrommangel begünstigt folgende Krankheiten
Fettsucht, Alters-Diabetes, Arteriosklerose.

Vorkommen von Chrom
In Bierhefe, schwarzer Melasse, Weizenkeimen, schwarzem Pfeffer. In der schwarzen Melasse befindet sich der Glukose-Toleranz-Faktor (GTF).

Fluor

Funktionen **Mangelerscheinungen**

Knochen und Zähne	Knochen und Zähne
Es hilft beim Aufbau der Knochen und Zähne. Es härtet den Zahnschmelz und das Zahnbein und hat eine härtende Wirkung auf die Knochen. Es setzt die Löslichkeit des Zahnschmelzes herab. Man vermutet, daß Fluor die säurebildenden Bakterien hemmt.	Mangelerscheinungen kann nur der Zahnarzt oder der Arzt feststellen. Anweisungen strikte beachten.

Fluormangel kann folgende Krankheiten begünstigen
Osteoporose, Arterienverkalkung, Karies.

Achtung
Zu hohe Fluordosierungen können toxisch wirken und folgende Erscheinungen verursachen:
– braun gefleckter Zahnschmelz (die Flecken verschwinden nicht mehr)
– beginnende Osteosklerose
– Schilddrüsenveränderungen
– Wachstumsverzögerungen
– Nierenschäden
– Crippling Fluorosis

Bedarf
Der benötigte Tagesbedarf ist nicht bekannt.

Vorkommen von Fluor
In Mineralwasser und im fluorierten Trinkwasser.

Kobalt

Funktionen	Mangelerscheinungen
Knochenmark	Knochenmark
Es beeinflußt das blutbildende Knochenmark.	
Blut	Blut
Es ist Hauptbestandteil des Vitamins B12 und folglich an der Bildung der roten Blutkörperchen beteiligt.	Teilnahmslosigkeit. Der Gehalt an Vitamin B12 im Blut und in den Organen nimmt ab.

Wichtig
Kobalt begünstigt die Resorption von Eisen aus dem Dünndarm.

Kobalt-Mangel begünstigt folgende Krankheiten
Perniziöse Anämie, wie bei einem B12-Mangel.

Achtung
Zu hohe Kobaltdosierungen führen zu einer Vergrößerung der Schilddrüse.

Bedarf
Der benötigte Tagesbedarf ist nicht bekannt.

Vorkommen von Kobalt
Im Fleisch, speziell in der Leber.

Kupfer

Funktionen	**Mangelerscheinungen**
Enzyme	Enzyme
Bestandteil im System der Atmungs-fermente; unterstützt die Zellat-mung.	
Blut	Blut
Kupfer dient zur Bildung des Hämo-globins als Biokatalysator. Es ist not-wendig für die Resorption des Eisens aus dem Dünndarm; dank dem Kupfer kann der Körper das gespei-cherte Eisen verwerten.	Anämie durch mangelhafte Hämo-globin-Bildung. Leukopenie, Anor-exie, Wachstumsstörungen.

Blutgefäße	Blutgefäße
Spielt eine Rolle bei der Synthese der Enzyme, welche die Blutgefäße elastisch halten.	Brüchige und unelastische Blutgefäße, Arteriosklerose, Herzschäden, erhöhter Cholesterinspiegel.

Haut und Haare	Haut und Haare
Kupfer wird benötigt für den Aufbau der Haut, der Haare, der Sehnen, der Knochen und des Knorpelleims in den Gelenken. Melanin unterstützt die Bildung der Tyrosinase (Aminosäurebildung), die vor allem für die Bildung der dunklen Pigmente in Haut und Haaren verantwortlich ist.	Frühzeitiges Ergrauen und Kräuselung der Haare. Albinos sind Opfer eines starken Kupfermangels oder eines Gen-Defektes der Tyrosinase. Depigmentierung der Haut. Dermatitis.

Zuviel Kupfer

Schwangerschaftspsychose. Bei vielen Frauen findet man nach der Entbindung höchste Kupferwerte. Hoher Blutdruck ist häufig ein Ausdruck von zuviel Kupfer im Blut. Herzinfarkte sind häufiger bei Menschen mit Blutgruppe A. Diese Menschengruppe hat mehr Probleme, Kupfer auszuscheiden.

Kupferausscheidung

Zink und Mangan (Verhältnis 20:1) und Vitamin C. Molybdän vermehrt die Ausscheidung über die Galle. Vitamin E und Selen schützen vor Kupferschäden im Organismus.

Bedarf

Der mittlere tägliche Bedarf wird auf 2 – 2,5 mg geschätzt.

Vorkommen von Kupfer

In Krusten- und Schalentieren, Innereien, getrockneten Hülsenfrüchten.

Mangan

Funktionen	**Mangelerscheinungen**
Blut	Blut
Mangan spielt bei der Blutbildung eine Rolle. Zusammen mit Vitamin K hilft ein manganhaltiges Enzym bei der Bildung von Blutgerinnungsfaktoren mit.	
Enzyme	Enzyme
Wichtige Rolle bei der Bildung vieler Enzyme. Ein manganhaltiges Enzym hilft bei der Cholesterin-Synthese.	Gestörter Cholesterin-Stoffwechsel.
Knochen	Knochen
Fördert Knochenwachstum und Knorpelbildung.	Wachstumsstörungen, Veränderungen am Skelett.
Körperfunktionen	Körperfunktionen
Unterstützt die körpereigenen Abwehrkräfte und die Entgiftungsfunktion. Wichtig für die Muskeltätigkeit und einen gut funktionierenden Zuckerstoffwechsel.	Gestörter Zucker-Stoffwechsel (Diabetes/Hypoglykämie).
Frau	Frau
Schutz vor hormonellen Störungen. Während der Schwangerschaft schützt Mangan zusammen mit Zink den Fötus vor Erbschäden und vor Abnormität der Organe, Enzyme und Chromosomen.	Unfruchtbarkeit, verringerte Stillfähigkeit.

Mann	Mann
Es unterstützt die Samenbildung. Sorgt für genügend Sexualhormone.	Beeinträchtigung der sexuellen Funktion. Manganmangel kann zu totaler Abwesenheit von Samen führen; die Samenkanälchen degenerieren.

Prognose

Vielleicht erweisen sich eines Tages gewisse sogenannt angeborene und unheilbare Krankheiten als Mangan-Mangelerscheinungen bzw. die Folge einer blockierten Resorption, so z. B. Ataxie (Störung des normalen Bewegungsablaufes von Muskelgruppen).

Achtung

Zuviel Mangan ist schädlich. Es entsteht ein Krankheitsbild ähnlich der Parkinsonschen Krankheit (Schüttellähmung).

Bedarf

Der tägliche Bedarf beträgt 3 – 9 mg.

Vorkommen von Mangan

In Nüssen, Vollkorngetreide, Hülsenfrüchten, Kakao, Tee.

Selen

Funktionen	**Mangelerscheinungen**
Allgemein	Allgemein
In minimalen Mengen schützt es gegen die Umweltgifte Quecksilber, Kadmium, Arsen, Silber und Kupfer und verhindert, daß diese im Gewebe eingelagert werden. Ver-	Chronische Müdigkeit. Selenmangel bewirkt Calcium-Einlagerungen im Muskelgewebe.

stärkt die Wirkung von Vitamin E. Selen ist ein Bestandteil der Glutathionperoxidase, eines essentiellen Enzyms, so daß es als essentielles Spurenelement bezeichnet wird.

Organismus	Organismus
Selen unterstützt die Entgiftungsfunktion des Körpers und fördert so die körpereigene Abwehr. Es wirkt als wasserlösliches Antioxidans und verhindert dadurch, daß die im eigenen Körper gebildeten Peroxide uns Schaden zufügen können. Die Peroxide werden durch ein selenhaltiges Enzym unschädlich gemacht, was einem vorzeitigen Alterungsprozeß entgegenwirkt.	Selenmangel kann zu Lebernekrose und Muskeldystrophie führen. Es wird zudem vermutet, daß ein Selenmangel einen erhöhten Blutdruck und den Herzinfarkt fördert.

Bedarf
Der tägliche Bedarf wird von einigen auf 200 mµ geschätzt, von anderen auf 1 mg pro kg Körpergewicht. Krebsschutz: 250–550 mµ. Toxizität: 2,5–3 g.

Vorkommen von Selen
In Fleisch und Hefe, Hartweizen, Champignons.

Vorbeugung
Immunsystemstärkung, Krebsverhütung, Herzkrankheiten.

Mangel an Selen begünstigt folgende Krankheiten
Arthritis, Multiple Sklerose, Aids.

Zink

Funktionen	**Mangelerscheinungen**
Allgemein/Stoffwechsel	Allgemein/Stoffwechsel
Zink spielt bei 60 Enzymen eine wichtige Rolle und greift in die lebenserhaltenden Prozesse der Zellen ein. Es ist somit wichtig für die gesamte normale Funktion des Körpers.	schlechter Appetit, schlechte Infektionsabwehr, Depressionen.
Aufbau	Aufbau
Zink ist zusammen mit Vitamin A wichtig für die Verhornung der Haut. Fördert das Wachstum der Haare und Nägel.	*Haut:* Langsame Wundheilung, ekzemartige Hautentzündung, Hyperkeratosen und Parakeratosen (übermäßige und partielle Hautverhornungen). *Haare:* Haarausfall. *Nägel:* Weiße Flecken.
Augen	Augen
Es spielt bei der Funktion der Netzhaut eine wichtige Rolle und verbessert das Dämmerungssehen.	Netzhautprobleme im Zusammenhang mit Vitamin E. Schlechtes Dämmerungssehen zusammen mit Vitamin B2.
Hormone	Hormone
Zink unterstüzt die Homonbildung, hauptsächlich von Insulin. Es ist wichtig für die Sexualfunktionen und die Sekrtetion der männlichen und weiblichen Drüsen.	Diabetes, Hypoglykämie. *Mann:* Potenzverlust, Unfruchtbarkeit. *Frau:* Eisprungprobleme.

Beine	Beine
	Offene Beine (Zinkgaben helfen offene Beine heilen.)
Kind	Kind
Es steuert das Wachstum bei Kindern.	Unterdurchschnittliches Wachstum. Schwerer Mangel führt zu Zwergwuchs oder sogar zu Wachstumsstillstand.
Schwangerschaft	Schwangerschaft
Für die normale Entwicklung des Fötus ist Zink unbedingt notwendig.	Zinkmangel kann eine Schwangerschaft verhindern.

Interessant
Bei jedem physischen oder psychischen Streß, bei Narkosen, Operationen oder Liebeskummer wird über den Urin außergewöhnlich viel Zink ausgeschieden. Mangel an Kupfer und Zink führt zu Schlafstörungen.

Achtung
Zu hohe Zinkeinnahmen können toxisch wirken. Überschuß wird in der Leber abgelagert. Symptom: frühzeitiges Ergrauen.

Bedarf
Der tägliche Bedarf beträgt 15 – 25 mg für Erwachsene, ca. 10 mg für Kinder.

Vorkommen
Rindfleisch, Kakao.

Vanadium

Funktionen	**Mangelerscheinungen**
Stoffwechsel	Stoffwechsel

Vanadium hilft bei der Einlagerung der Mineralien in Knochen und Zähne. Vermutlicher Steuerungsfaktor im Stoffwechsel, vor allem im Fettstoffwechsel. Hilft den Cholesterinspiegel senken.

Bedarf

Der tägliche Bedarf wird auf 1 – 2 mg geschätzt.

Vorkommen

Am meisten in linolsäurereichen Pflanzenölen. Es ist beruhigend zu wissen, daß Vanadium in der täglichen Nahrung in ausreichenden Mengen vorkommt.

Zinn

Funktionen	**Mangelerscheinungen**
Stoffwechsel	Stoffwechsel

Im Mangan wird das zinnhaltige Hormon «Gastrin» gebildet, das bei Nahrungszufuhr an das Blut abgegeben wird. Man vermutet, daß es für das Wachstum eine Rolle spielt.

Vorkommen von Zinn

In Konserven und Weißblechdosen. Die tägliche Nahrung enthält 1 – 3 mg Zinn. Diese Menge erweist sich als ausreichend.

Lithium

Lithium gehört nicht zu den hauptsächlichen Spurenelementen. Es wird heute vorwiegend zur Behandlung von Depressionen (auch vorübergehenden) verwendet. Durch die Lithium-Behandlung gelingt es, depressive Menschen in einer ausgeglicheneren Stimmungslage zu halten. Lithium-Behandlungen sind Sache des Arztes.

Symptome zu hoher Lithium-Dosierungen
Benommenheit, grober Tremor (Muskelzuckungen), Appetitverlust, Durchfall und Erbrechen.

Vorkommen von Lithium
In Mineralwasser.

Molybdän

Funktionen	**Mangelerscheinungen**
Enzymbildung	Enzymbildung
Bestandteil vieler Enzyme (Sulfitoxydase: verwandelt gefährliche Sulfite in harmlose Sulfate), hauptsächlich der Entgiftungsenzyme, ohne deren Arbeit unsere Nieren sehr rasch zugrunde gehen würden. Scheint die Einlagerung von Fluor in den Zahnschmelz zu begünstigen.	
Fruchtbarkeit	Fruchtbarkeit
Bedeutsam bei der Fruchtbarkeit von Mann und Frau.	Impotenz beim Mann.

Interessant
Es wird ein Zusammenhang zwischen Molybdän-, Eisen- und Kupferversorgung und dem Auftreten von Gicht bei einer Unterversorgung mit Molybdän vermutet.

Sulfit-Empfindlichkeit
Die Folgen können sein Keuchen, Atembeschwerden, Enge in Brust, Atemnot, Atemstillstand, Benommenheit, Bewußtlosigkeit, blaue Färbung der Haut, Erröten, Schwellungen, Ausschläge, allgemeiner Juckreiz, Kontaktdermatitis, kaltes Schwitzen, niedriger Blutdruck, episodische Schwellungen an Händen, Füßen und um die Augen, Stimmungswechsel, abdominale Krämpfe, Durchfall, anaphylaktischer Schock. Wein, Bier, Wurst, Schinken, Fleisch, Fisch, geschwefelte Früchte und Gemüse, Kartoffelchips, Trockenfrüchte, Essig, saure Gurken, Sauerkraut, Oliven, Fertigspeisen, Fruchtsaftkonzentrate, Sulfit-Verbindungen in Medikamenten sind zu meiden.

Vorkommen von Molybdän
In Algen, Meersalz, Rindernieren, Hülsenfrüchten.

Nickel

Funktionen

Mangelerscheinungen
keine bekannt

Leber

Leber

Man vermutet, daß die Leber Nickel benötigt, um Glykogen einzulagern.

Stoffwechsel

Stoffwechsel

Wahrscheinlich ist Nickel an der Verwertung von Kohlehydraten beteiligt. Nickel spielt bei verschiedenen Enzymen eine Rolle. Es scheint zur Aufrechterhaltung der Struktur von Nukleinsäuren aller Art notwendig zu sein.

Wichtig
Nickel zählt zu den neueren Entdeckungen als Spurenelement. Bisher galt es für den menschlichen Körper als bedeutungslos.

Bedarf
Die tägliche Zufuhr liegt zurzeit bei 0,2 – 0,5 mg. Diese Menge deckt offenbar den menschlichen Bedarf.

Silizium

Funktionen	**Mangelerscheinungen**
Allgemein	Allgemein
Es übt eine wichtige Funktion bei der Biosynthese der Bindegewebe und Knorpel aus, wo Haltbarkeit gefragt ist, z. B. Aorta, an Gelenkköpfen, Sehnen, Haut, Hornhaut und Sklera des Auges.	Man vermutet, daß Altersschäden an Arterien, Haut, Gelenken und Bindegewebe mit einer Unterversorgung mit Silizium zu tun haben oder daß beim älteren Menschen die Aufnahmefähigkeit zu stark gestört ist. Im Alter geht der Siliziumgehalt der Arterien, der Haut und des Thymus kontinuierlich zurück, jedoch nicht bei den inneren Organen. In arteriosklerotischen Arterien findet man vierzehnmal weniger Silizium als in normalen.

Skelett	Skelett
Man vermutet, daß der Körper Silizium für den Verkalkungsprozeß der Knochen benötigt. Silizium ist Bestandteil der Bindegewebesubstanz.	Man vermutet, daß brüchige Knochen einen Zusammenhang mit einem Siliziummangel haben.

Herz	Herz
Vermindert das Risiko für Herzkrankheiten.	

Enzyme	Enzyme
Unterstützt die Bildung der Mucopolysaccharide.	Cellulite wird zum Teil einem Siliziummangel zugeschrieben.

Bedarf
Der benötigte Tagesbedarf ist nicht bekannt.

Vorkommen von Silizium
Kleie, Kieselerde, Lehm. Alle Pflanzenfasern sind reich an Silizium.

Produkte
Silizium-Gel, Spagyrik, Equisetum.